薬局管理栄養士監修
学べるかんたん
レシピ本

株式会社アイン信州 監修

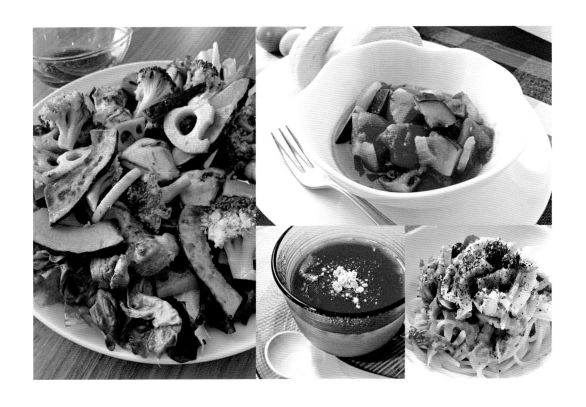

まえがき

　株式会社アイン信州・管理栄養士は、地域に根付いた相談しやすい薬局をスローガンに栄養相談、講習会、フリーペーパーの作成を活動としています。

　栄養相談を始めて15年程たちますが、来局された患者様やそのご家族、処方箋がない方でも気軽にご利用いただいています。生活習慣病（糖尿病、高血圧、脂質異常症）を中心に、減量からフレイル予防など様々なご相談をいただいております。

　管理栄養士が毎月発行しているフリーペーパー（にこにこだより）は140号を超え、「身近な食材を利用し、どの年齢層の方でも簡単に作れるレシピ」をコンセプトにしてきました。医食同源という言葉があるように、薬だけに頼らず、食事の大切さも伝えたいという思いから、本書には栄養相談で特に問い合わせが多い疾患の食事のポイントと役立つ資料を載せています。また、疾病、55の食材、152品のレシピ、どのポイントからも引くことができる魅力的な一冊になっております。

　ありそうでなかった健康本とレシピが一冊になった本書を、ぜひ皆さまの健康増進のためにお役立ていただき、日頃の食生活を見直すきっかけにしていただけたら幸いです。

目　次

本書の使い方

生活習慣病に対応したレシピです。
色のついたものが対象です。デザートのみこちらの項目はありません。

副菜

ごはん、めん、主菜、副菜、汁物、デザートで色分けしています。

高血圧　糖尿病　脂質異常症

夏野菜の焼きサラダ

材料（5人分）

なす	2本
オクラ	8本
ズッキーニ	1本
パプリカ赤・黄	各1個
みょうが	1個
かいわれ大根	適量
A　だし汁	300ml
しょうゆ	大さじ3
みりん	大さじ3
酒	大さじ1
砂糖	大さじ½
おろししょうが	15g
サラダ油	大さじ3

🧂🧂memo🧂🧂
- 彩りが鮮やかで、おもてなし料理にも。食卓が華やかになりおすすめです。
- 1日に必要な野菜摂取量の2分の1がとれます。

(1人分) エネルギー154kcal ／たんぱく質3.7g ／脂質7.5g ／糖質13.5g ／食物繊維3.4g ／塩分1.4g

栄養成分表示です。

作り方

1 なすとオクラはへたを切り落とし、なすは縦半分に切り、切れ目を入れ一口大に切って水に浸し、オクラは塩ずりして水で洗い水気をきる。
2 ズッキーニは1cmの輪切り、パプリカはくし切りにする。
3 Aをすべて鍋に入れて煮立ったら火を止め、おろししょうがを加え混ぜる。
4 フライパンにサラダ油をひき、なす→ズッキーニ→オクラ→パプリカの順で、焦がさないように炒める（途中ふたをして蒸し焼きにするとよい）。
5 焼き上がった野菜はいったんキッチンペーパーに上げて、熱いうちにAに浸す。バットで冷蔵庫に入れて冷やす。
6 食べる直前に器に盛り、千切りしたみょうがとかいわれ大根を添える。

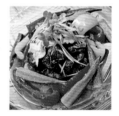

管理栄養士からの調理や栄養のポイントを載せています。

電子レンジ・オーブントースターについて

w数はレシピの作り方に載っています。機種によって多少差がありますので様子をみて調整しましょう。

生活習慣病

「生活習慣病」とは、生活習慣に関わる要素が強い病気の総称です。糖尿病・高血圧・脂質異常症はその代表格であり、膨大な数の人々がこれらの疾患を有しているとされています。

今、生活習慣病を持つ方達の高齢化により病気が複合化する問題があります。まずはこれらの疾病について知ることが予防の第一歩！！

栄養・食事面からも学んでみましょう。

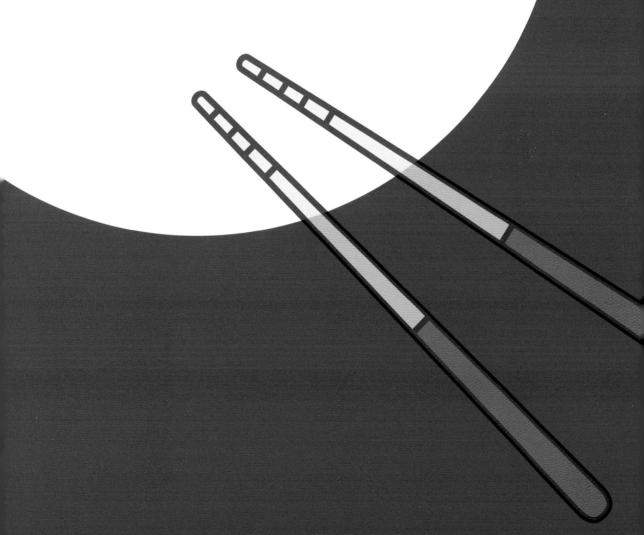

自分のＢＭＩ、標準体重、適正エネルギーを知ろう!!
まずは計算してみましょう

～BMI・標準体重・適正エネルギー量～

ＢＭＩ・標準体重を計算し、肥満傾向だった場合、様々な生活習慣病を引き起こす可能性があります。また、適正エネルギー量を算出すると、１日にどのくらいエネルギーを摂取したらいいのか分かります。適正エネルギーを上回ると、肝臓で中性脂肪やコレステロールの合成が促進されます。肥満とは、脂肪組織に脂肪が過剰に蓄積した状態です。その判定基準は、身長と体重から算出されるＢＭＩ（体格指数：body mass index）が用いられ、25以上を肥満と判定します。下記の表を参考に、ご自身のＢＭＩを算出し、肥満度分類に当てはめてみましょう。

医師からの指示エネルギー量がある場合は、そちらに従ってください。男性は1600〜2000kcal、女性では1400〜1800kcal の範囲に定めることが多いです。

※糖尿病食事のポイント（P8）、高血圧食事のポイント（P16）、脂質異常症食事のポイント（P22）に記載されているＢＭＩ・肥満度分類・適正エネルギーの算出は以下の表を参考にしてください。

計算式	計算して記録してみましょう
ＢＭＩ＝体重（kg）÷身長（m）^{2} （例）身長160cm　体重68kg の場合 　　ＢＭＩ＝68（kg）÷（1.6m ×1.6m） 　　　　＝26.6（肥満）kg/m^2	年　　　月　　　日（　　　） BMI　　　　　kg/m^2 高齢者は BMI 値が20を下回ると低栄養のリスクが高まります。加齢とともに身長が縮んでいるので、正確な計測結果で BMI を求めましょう。
肥満度分類（BMI を用いた判定基準） ・18.5kg/m^{2}未満…………………低体重 ・18.5kg/m^{2}以上25kg/m^{2}未満 　　　　　　　　　　　……普通体重 ・25kg/m^{2}以上…………………肥満 区分の詳細は、日本肥満学会のガイドラインをご覧ください。	年　　　月　　　日（　　　） 肥満度分類 年齢で目標とする BMI が異なります 65歳以上：21.5〜24.9kg/m^2
標準体重（kg）＝身長（m）^{2}×22 （例）身長160cm の場合 　　標準体重（kg） 　　＝(1.6（m）×1.6（m)）×22 　　＝56.3kg	年　　　月　　　日（　　　） 標準体重　　　　　kg 標準体重とは？　最も疾患が少ない BMI 22を基準として計算された値です。

計算式	計算して記録してみましょう
適正エネルギー量（kcal） ＝身長（m）^{2}×22×身体活動レベル ※3ステージがあります	年　　月　　日（　　） <u>適正エネルギー量</u>　　　　（kcal）

※身体活動レベル
低い　25〜30kcal：生活の大部分が座位で静的な活動が中心
普通　30〜35kcal：座位中心の仕事だが、職場内での移動や立位での作業、接客
　　　　　　　　　　など。あるいは通勤、買い物、軽いスポーツのいずれを含む
高い　35kcal〜　　：移動や立位の多い仕事、活発な運動習慣を持つ

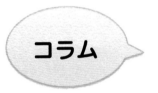

体重の減り過ぎにも注意 「サルコペニア」の予防をしましょう

サルコペニアは、高齢期にみられる骨格筋量の減少と筋肉もしくは身体機能の低下がおきることです。体重の減少はサルコペニアの要因になります。
また、動かないこと（生活不活発）が筋肉を失います。
筋肉減少は加齢によって進みますが、60歳を過ぎるあたりでは減少スピードは5倍にもなるともいわれています。
また2週間の寝たきりで失う筋肉は、加齢による7年間に失う筋肉量に匹敵し、生活不活発はフレイル（虚弱）を進ませることに繋がります。
家の中でじっとしていることが多くならないようにしましょう。
筋肉量が減らないように、毎食1〜2品の良質なたんぱく質（肉、魚、卵、乳、乳製品、大豆、大豆製品）を使った料理を食べましょう。

\<1日のたんぱく質摂取量\>
成人男性60g/日　成人女性50g/日

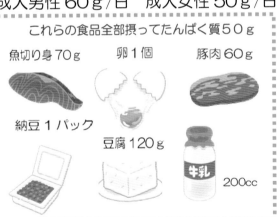

これらの食品全部摂ってたんぱく質50g
魚切り身70g　　卵1個　　豚肉60g
納豆1パック　　豆腐120g　　牛乳200cc

※　医師からの指示たんぱく質量がある場合は、
　　そちらに従ってください。

糖尿病
食事のポイント

■糖尿病とは

糖尿病は、血液中の血糖が慢性的に多い状態となり、血糖値が高くなる病気です。血糖値を下げる唯一のホルモンであるインスリンの作用不足によって起こります。糖尿病の発症には遺伝的な要因もみられますが、多くの場合、食生活の乱れや運動不足、肥満などによる生活習慣が原因です。糖尿病をそのまま放置すると、心筋梗塞や脳梗塞などの病気だけでなく、三大合併症といわれる糖尿病性網膜症、糖尿病性腎症、糖尿病性神経障害にかかるリスクが高まります。

健康診断の結果を表1に記録し、経過をみましょう。

※糖尿病の診断基準の詳細は日本糖尿病学会のガイドラインをご覧ください。

表1

年　　月　　日	年　　月　　日	年　　月　　日
HbA1c ＿＿＿＿＿ ％	HbA1c ＿＿＿＿＿ ％	HbA1c ＿＿＿＿＿ ％
随時血糖値 ＿＿＿＿＿ mg/dl	随時血糖値 ＿＿＿＿＿ mg/dl	随時血糖値 ＿＿＿＿＿ mg/dl
空腹時血糖値 ＿＿＿＿＿ mg/dl	空腹時血糖値 ＿＿＿＿＿ mg/dl	空腹時血糖値 ＿＿＿＿＿ mg/dl
75gOGTT ＿＿＿＿＿ mg/dl	75gOGTT ＿＿＿＿＿ mg/dl	75gOGTT ＿＿＿＿＿ mg/dl
年　　月　　日	年　　月　　日	年　　月　　日
HbA1c ＿＿＿＿＿ ％	HbA1c ＿＿＿＿＿ ％	HbA1c ＿＿＿＿＿ ％
随時血糖値 ＿＿＿＿＿ mg/dl	随時血糖値 ＿＿＿＿＿ mg/dl	随時血糖値 ＿＿＿＿＿ mg/dl
空腹時血糖値 ＿＿＿＿＿ mg/dl	空腹時血糖値 ＿＿＿＿＿ mg/dl	空腹時血糖値 ＿＿＿＿＿ mg/dl
75gOGTT ＿＿＿＿＿ mg/dl	75gOGTT ＿＿＿＿＿ mg/dl	75gOGTT ＿＿＿＿＿ mg/dl

■糖尿病の本当の怖さは三大合併症

糖尿病は、多くの場合自覚症状がないまま進行するため、高血糖が高い状態を放置すると合併症になる可能性があります。

細い血管が傷むことが原因で起こるのが三大合併症です。

＜三大合併症＞

①糖尿病網膜症	網膜には細い血管がいくつもあり、高血糖状態が続くことで血管がもろくなり、視力の低下を招きます。毎年3000人以上が糖尿病性網膜症によって視力を失っています。
②糖尿病性腎症	高血糖状態により、血管が障害され、ろ過機能を果たせなくなり全身のむくみなどをきたします。透析導入における原疾患の第一位を占めます。
③糖尿病性神経障害	手足のしびれや痛み、さらには砂利の上を歩いているような感じや、立ち眩み、発汗異常などを生じます。重度になると、無自覚性低血糖や糖尿病性壊疽による下肢切断に至る場合もあります。

＜太い血管が傷む原因で起こるもの＞

　　脳梗塞・狭心症・心筋梗塞

＜その他　関わりのある疾患＞

　　歯周病・認知症・がん・骨粗鬆症など

■なぜ食事療法が大切なのか

糖尿病は食事療法が１番の基本です。２型糖尿病では食事療法と運動療法で、血糖値が適正な範囲に保たれる場合もあります。

薬物療法を併用する場合でも、食事療法を行わないと低血糖または高血糖を起こし、適正な範囲内に血糖値を保つことが難しくなります。

食事記録をつけてみましょう

表２

朝	昼	夜	間食
時間　　：	時間　　：	時間　　：	時間　　：
			時間　　：

■血糖値を安定させる食事の５つのポイント

①適正体重にし、適正なエネルギー量を摂取する（P.6）

②１日３食しっかりと

　１日の摂取エネルギーが守れても一度に沢山の量を食べたり、栄養バランスが悪いと血糖値の上がり下がりが激しくなります。よって朝・昼・夕食のエネルギーを均等にし、毎日同じ時間に食べることは血糖値を安定させる上でとても重要です。

③主食・主菜・副菜のバランスを大切に

　糖尿病の食事では、食べてはいけないものはありませんが、栄養バランスよく食べることが最も大切です。主菜は肉・魚・卵・大豆製品をローテーションで選ぶとバランスが整いやすくなります。

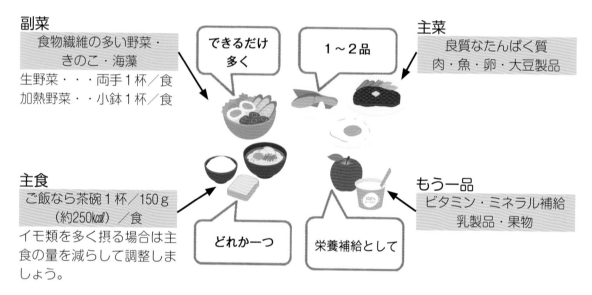

副菜
食物繊維の多い野菜・
きのこ・海藻
生野菜・・両手１杯／食
加熱野菜・・小鉢１杯／食

できるだけ
多く

１〜２品

主菜
良質なたんぱく質
肉・魚・卵・大豆製品

主食
ご飯なら茶碗１杯／150ｇ
（約250kcal）／食
イモ類を多く摂る場合は主食の量を減らして調整しましょう。

どれか一つ

栄養補給として

もう一品
ビタミン・ミネラル補給
乳製品・果物

※イモ類：じゃがいも、さつまいも、長いも、里いも、蓮根、かぼちゃ（通常では野菜に入るが糖尿病食ではイモ類に分類）

④調理法を変えてエネルギーを減らす

　同じ食品でも調理法でエネルギー量は大きく変わります。

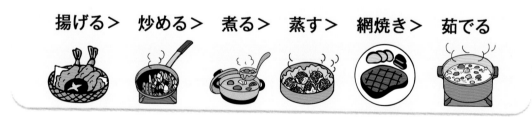

揚げる＞　炒める＞　煮る＞　蒸す＞　網焼き＞　茹でる

⑤間食は控えましょう

　３食の他に、お菓子などの糖質の多いものを間に摂ってしまうと下がろうとしている血糖値を上げてしまうことになります。間食を習慣にしないことが大切です。

■外食するときの選び方

食物繊維とたんぱく質が
しっかり摂取できるものを！

単品食べ、特に炭水化物が多いメニューは血糖値が急激に上昇しやすいです。野菜サラダやお浸しなどプラスするようにします。
デザートはなるべく控え食後の血糖値が上がり過ぎないように。
ドリンクバーでは無糖のお茶やブラックコーヒーにしましょう。

＜ラーメン店の場合＞
野菜や海藻、きのこなど具沢山なものを選びます。チャーシューや卵がトッピングされているとたんぱく質も摂りやすいです。
＜レストラン・食堂の場合＞
単品食べにならないようにメインの料理に、セットメニューをつけます。サラダセットやスープセットをプラスし、主食のご飯を雑穀米にするのも効果的です。
＜お寿司の場合＞
茶碗蒸しや揚げ物など、満足感を得られるものを合わせて摂ると食べ過ぎ防止となります。

■コンビニ・お惣菜の選び方

糖質の量に気を付け、
食物繊維とたんぱく質を意識

サラダチキン、煮魚、ハンバーグ、煮物などの1品料理も種類が増えてきているので、上手に使うとよいでしょう。丼もののご飯の量は平均して茶碗2杯分（200〜250ｇ）であるため、なるべく小ぶりのものを選ぶようにします。また、もち麦を含んだおにぎりも販売されているので、少しでも食物繊維を増やし血糖値の上昇を抑えるようにしましょう。

血糖値の上昇を抑えるコツ
●たんぱく質と食物繊維を意識して選ぶ
＜おすすめの組み合わせ例＞
①麦入りおにぎり1〜2個＋蒸し鶏のサラダ
②卵のサンドイッチ＋ミニサラダ＋冷奴
③麦入りおにぎり1〜2個＋肉じゃが＋サラダ
④ウインナーパン＋おでん（白滝・大根2個・卵）
●どうしても食物繊維が不足する時は
たんぱく質を含むヨーグルト・牛乳など手軽な乳製品の摂取を心がけ、ごはんやパンなど糖質の多いものはゆっくりよく噛んで食べるようにします。早食いは血糖値が急激に上昇するので注意しましょう。不足した食物繊維は他の食事で多めに摂るようにします。

■血糖値を上げにくい食べ方

①食べる順番を工夫 食物繊維を多く含む野菜・海藻・きのこから食べ始める 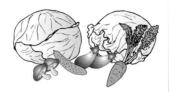	〈食べる順番〉 　1，野菜・海藻・きのこなどの食物繊維 　2，肉・魚・卵・大豆製品・乳製品などのたんぱく質 　3，ごはんなどの炭水化物 食物繊維を多く含む野菜などを先に食べ、おかず、最後に主食という順番にすると、急激な血糖値の上昇を防げます。
②精製されていない食品を選ぶ 主食は白より茶色の食品を 玄米・胚芽米・雑穀・ 全粒粉パンなど 	〈食物繊維の比較〉ご飯1膳／150gあたり 白米　　　　0.4g 玄米　　　　2.1g 押し麦入り　1.4g 主食を選ぶことで食物繊維の摂取を増やし、急激な血糖値の上昇を防げます。
③よく噛んでゆっくり食べる 食事時間は最低15分かける 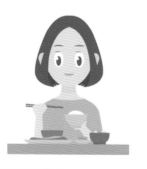	〈意識してやってみましょう〉 　1，大食い、早食いの原因となる欠食はしない→時間のない朝食もバランスよく摂りましょう 　2，テレビやスマホを観ながらの「ながら食い」はしない→満足度が得られず、食べ過ぎに繋がります 　3，具材を大きく切って、噛む回数を自然と増やすようにする 満腹サインが脳に伝わりやすくなり、食べ過ぎを防げます。
④たんぱく質と脂質（油）を上手に摂る 糖質単体で摂らず、たんぱく質と油を組み合わせる 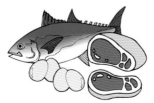	〈組み合わせの工夫〉 　1，野菜サラダ（ノンオイル） 　　→＋オイル入りドレッシング／＋ツナ缶など 　2，おにぎり（梅・昆布） 　　→鮭／ツナマヨ　などに変更 　3，そば・そうめん・パンのみ 　　→肉・魚・卵などのたんぱく質を必ず付け加える たんぱく質・油をプラスすることで、急激な血糖値の上昇を防げます。

栄養相談でよく聞かれるQ＆A

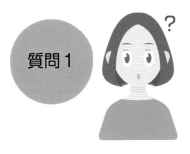

質問1

主食を減らしてお菓子など甘い物を摂っても
いいですか？

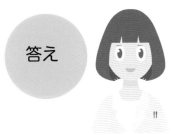

答え

主食となる米や小麦粉・イモ類・砂糖などは主に糖質
です。ご飯などの糖質はでんぷんと呼ばれる分子が多
く（多糖類）消化までに少し時間がかかりますが、お
菓子やジュースなどに多い砂糖やブドウ糖は分子が小
さいため、消化吸収が早い＝血糖値を急激に上昇させ
ることになります。また、腹持ちが悪いため、次の食
事までの間食につながりやすくなります。良好な血糖
コントロールには、糖質の「質と量」が大切です。つ
い欲しくなるお菓子（砂糖）ですが習慣性もあるので
注意しましょう。

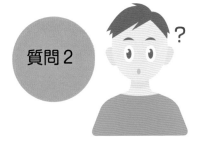

質問2

カロリーゼロ（人工甘味料）のダイエット食
品なら摂ってもいいですか？

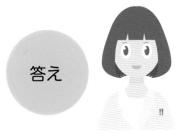

答え

砂糖の代替甘味料とされるアスパルテーム、アセスル
ファムK、スクラロースなどの人工甘味料は血糖値の上
昇や摂取カロリーを抑制する効果が期待されています。
しかし習慣的な使用により、強い人工的な甘みに慣れて
しまうと、甘味の閾値が大きくなり、より甘い糖質を求
めたり、人工甘味料であっても脳が甘さを感知し、摂食
行動が促進されることで太りやすくなります。また、味
覚だけでなく腸内フローラに変化をもたらし、糖代謝に
悪影響を及ぼす可能性もあると言われています。「低カロ
リー」という安心感から安易な人工甘味料の常用摂取は
控え、甘味に対する感覚を麻痺させず、なるべく甘味に
頼らない食習慣が大切です。

コラム　グルコーススパイクとは

■グルコーススパイク（食後高血糖）とは

グルコーススパイク（glucose spike）とは、その文字通り、血中の「ブドウ糖 glucose」が「急上昇する spike」ことです。私たちは、食事等で糖質を摂取しますが、それにより血糖値が「急上昇」してしまう現象のことをいいます。

血糖値の急上昇は、血糖値を正常に戻すためにインスリンを多量に分泌させることになりますが、これが血管に大きな負担を与え、動脈硬化などを引き起こしやすくなります。

今現在の空腹時血糖に問題がない人であっても、グルコーススパイクを繰り返すことによって、すい臓の疲労が進みインスリンの分泌力が弱くなり、慢性的な糖尿病へと進行していくことにもつながります。

■なぜ食後高血糖は起こるのか

健康な人では血糖値が上昇すると、すい臓から適切な時間に適切な量のインスリンが分泌され、その働きによって血糖値は低下し、食後約2時間後には空腹時の値に戻ります。一方、糖尿病や糖尿病予備群の人では、インスリンの分泌量が少なかったり、分泌する速度が遅かったりと、血糖値を下げる働きが十分でないため、食後2時間たっても健康な人のように血糖値は低下せず、高血糖の状態が続いてしまいます。食後2時間たっても血糖値が140mg /dl 以上続く場合は、食後高血糖といえます。

■なぜ食後高血糖が重要なのか

糖尿病予備群や早期に糖尿病を発症した人では、空腹時血糖値が正常域（110mg /dl 未満）を示す場合も多くみられます。したがって、糖尿病を空腹時血糖値だけで判定すると、「食後高血糖」を見逃してしまう恐れがあり、糖尿病の発症を早期発見するためにも、空腹時血糖値だけではなく、「食後高血糖」もあわせて管理する必要があります。

■「食後高血糖」にひそむ危険な病気

がんの発症リスクを高める

脳卒中や心筋梗塞などの発症リスクを高める

動脈硬化が進みやすい

高齢者の認知機能に影響を与える

糖尿病性網膜症の発症リスクを高める

食後高血糖の改善には、血糖値の上がりにくい食べ方（P.12参照）を実践し、
食後に運動をすることも効果的です！
（医師から運動を制限されている方は控えて下さい。）

Memo

高血圧
食事のポイント

■高血圧とは

高血圧とは、安静状態での血圧が慢性的に正常値よりも高い状態を言います。一般的に血圧が140/90mmHg を超えると高血圧と診断されます。

血管の内壁が傷ついて柔軟性がなくなると、動脈硬化を起こしやすくなります。高血圧の状態が続くと動脈硬化が促進され、脳卒中や心疾患、あるいは慢性腎臓病などの重大な病気につながります。

※高血圧の診断基準の詳細は日本高血圧学会のガイドラインをご覧下さい。

■なぜ減塩が必要なのか

塩分を過剰に摂取すると、血液中のナトリウム濃度は高くなるため、それが中枢神経に働いて喉が渇き、人は水分を欲します。食塩を摂りすぎると体内のナトリウムと水分の量を調整するために血液量が増え、高血圧になります。減塩により血圧の低下に効果がある「食塩感受性タイプ」と、効果がない「非食塩感受性タイプ」がありますが、非食塩感受性タイプだとしても減塩をする必要はあります。高血圧状態が続くと動脈硬化を起こしやすく、心臓や血圧調節に関わる腎臓に負担をかけるため減塩は大切です。

■1日における塩分摂取目標量は

> 男性7g　女性6.5g　高血圧の方6g

長野県

長野県は長寿県だが塩分摂取が多い

＜なぜ塩分摂取量が多いの？＞
長野県の塩分摂取量は男性11.8g、女性10.1gと男女ともにワースト3に入っています。長野県は山に囲まれていて、冬は雪にも見舞われたため保存食が必須でした。そのため塩蔵品が必須となり、塩分摂取量が多い原因に。塩蔵品の代表とも言える「漬物」は、今でも冬になると野沢菜やたくあんを漬ける家庭が多く、食卓に並ぶ機会も多くなっています。

＜なぜ長寿県なの？＞
野菜の摂取量が多いこと、高齢者の就業率が高いこと、農業をする家庭が多いなどが挙げられます。中でも野菜の摂取量は日本一で、新鮮な野菜を栄養価の高い状態ですぐに食べられる環境があることも理由の一つと考えられます。

★わが国の塩分摂取量は男性10.9g、女性9.3gと言われています。（令和元年国民健康・栄養調査結果より）目標値と比べると塩分摂取は男女ともに多いです。ＷＨＯ（世界保健機関）では1日5gを推奨しています。

■料理をするときのひと工夫

減塩しなくては…とわかっていても、なかなか取り組むのが面倒ですね。しかし、1日1gの減塩で血圧が1mmHg低下し高血圧患者が1万人減ると言われています。たった少しと思うかもしれませんが、毎日の積み重ねがとても大切です。意外と簡単にできることも多いので、まずは実践してみましょう！

①しょうゆ・ドレッシングは「かける」より「つける」

お浸しやサラダ、フライには調味料はかけずに、小皿に使う量を出してつける食べ方にしましょう。全体につけず、少量におさえるのがポイント。

②レモンや酢など酸味を生かす

酸味をきかせると、少ない塩分でも香りや酸味で薄味をカバーできます。レモン、すだち、酢、黒酢、ポン酢などを料理に使います。

③香味野菜・ハーブで風味を楽しむ

風味が強い香味野菜を使うことで、舌や鼻への刺激になり薄味でも美味しくいただけます。
例：ねぎ、にんにく、しょうが、しそ、みょうが、ゆず、セロリ、にら、三つ葉、パセリ、バジル、ローリエなど

④香辛料で味にスパイスを

スパイスの香りや辛みで料理の味を引き立てます。こしょう、山椒、わさび、からし、カレー粉、唐辛子、シナモン、豆板醤など。
例　スープにカレー粉を
　　和え物はからし和えやわさび和えに

⑤乳製品で料理にコクを

コクは美味しさを感じるための一つの要素です。牛乳、ヨーグルト、チーズ、生クリームなど。
例　みそ汁に牛乳をプラス
　　温野菜にチーズをかけて

⑥食感と香ばしさ

シャキシャキ、サクサク、パリパリなどの食感は料理のアクセントに。新鮮な野菜や豆、きのこ類、海藻類、ナッツ類も、ごまなどの種実類もおすすめ。
焼く、炒める、揚げることによってできる焼き目は香ばしさを出してくれます。

⑦調理の工夫で素材の味や風味を豊かに

蒸す、焼く、揚げる、炒める、煮る、塩抜き、とろみを上手に利用します。
例　炒め物は味付けせず、盛り付け後表面に塩・こしょうを振る
　　煮物は完成したら煮汁を捨て吸わせないようにする

⑧調味料の塩分を知る

調味料で塩分が比較的少ないものを知っておくと便利です。ケチャップ、ソース、マヨネーズは塩分量が少なめです。使い過ぎるとカロリーも摂れてしまうので量に注意しましょう。

■減塩できる食べ方のひと工夫

①野菜・海藻類・豆類をたっぷりと

野菜や海藻、豆類に含まれるカリウムには、体内の余分な塩分を排出させる働きがあり、食物繊維には腸内でナトリウムが過剰に吸収されるのを防ぐ作用があります。

野菜は1日350ｇ摂りましょう。
1食当たり
生野菜なら両手にいっぱいの量を
加熱した野菜なら片手にのる量を
食べましょう！！

ポイント

野菜をたくさん摂る工夫

- ●野菜は1日分で切っておく
- ●蒸し料理とスープでカサを減らす
- ●缶詰を利用（トマト缶）
- ●具だくさんの炊き込みご飯
- ●乾物の利用
  カットわかめや切干大根、ひじきなどは煮物でなくサラダにすると煮物より減塩に
- ●冷凍野菜を常備
  時間がない時、簡単に使えて便利！

②みそ汁は1日1杯で具だくさんに

みそ汁は1杯で約1.5ｇの塩分が含まれています。1日1回までにしましょう。具だくさんにすると、旨味が出て、少ない味噌でも美味しく減塩になります。

＜おすすめの味噌汁の具＞
ねぎ、芋類、かぼちゃ、きのこ、玉ねぎ、大根、油揚げ、干しエビ、貝類など

ポイント

だしで旨味をきかせる

- ●昆布や椎茸、煮干し、かつお節などでだしをとる
- ●市販の和風顆粒だしには1ｇで0.4ｇの塩分が含まれるので使い過ぎに注意
  ＜手軽なおすすめだし＞
- ●ペットボトル等に水と昆布を入れて一晩おく
- ●トマト、玉ねぎ、にんにくなどの旨味の利用
- ●刻んだ昆布やかつお節を料理に加える

③加工食品より旬の新鮮食材を

加工食品は少量でも塩分が摂れてしまいます。

旬の食材は素材本来の旨味があり、薄味でも物足りなさを感じにくいです。

干物の魚よりお刺身をしょうゆでつけて食べると減塩に。しょうゆのつけすぎは気を付けましょう。

ポイント

加工食品利用時の注意点

● ウインナーやベーコンには塩分が含まれていますが、スープに入れると旨味がでるので、使用する調味料を少量にすれば減塩に。

● 練り製品は塩分を含むので煮物にすると、さらにしょうゆなどの調味料がプラスされるため塩分が増えます。

● 練り製品は焼いて大根おろしと一緒に食べてもよいでしょう。

■外食するときの選び方

外食は塩分が多い
選び方・残し方のコツをおさえよう

外食はどれも塩分が多くなりがちです。特に定食（みそ汁と漬物のセット）や、めん類（汁も飲む）は塩分が多く、平均5～6g塩分が摂れてしまいます。（メニューにもよる）これは1日分の塩分に相当します。

ハンバーグやグラタンなどの洋食は和食に比べて塩分は少なめですが、脂質の多いので洋食が一概によいとは言えません。

ポイント

選び方・残し方

＜ラーメンの場合＞
● 野菜など具が多いものを選ぶ。（タンメンや野菜ラーメンがおすすめ）
● 野菜に含まれるカリウムの摂取で塩分排出が期待できる。
＜レストラン・食堂の場合＞
● 定食の漬物・汁物はできるだけ残す。（梅干し1個2.2g、しば漬15g 0.6g）。
みそ汁は1杯で1.5～2g塩分があるので、具は食べて汁は残す。
● 揚げ物にソースはかけない。付け合わせのレモンを使う。
＜お寿司の場合＞
● しょうゆをつける際、シャリ側ではなくネタ側につけるとしょうゆがしみ込みにくい。

■コンビニ・お惣菜の選び方

種類も多いが塩分も多い
選び方・頻度に注意する

幕の内弁当は一見栄養バランスがよさそうですが、野菜が少なく塩分が多いです。（平均3～4ｇ）

サンドイッチや惣菜パンは塩分が1個当たり1～2ｇのものがほとんどです。コンビニのフライや焼き物などのホットデリカも要注意。

お惣菜の頻度を減らしたり、1食で摂り過ぎてしまった場合は他の食事の時に塩分を控えるようにしましょう。

ポイント

塩分を抑えるコツ

●炭水化物＋たんぱく質＋食物繊維を揃える！
●1食当たりの塩分をなるべく2ｇに抑える。
●塩分表示をよく見る。
●塩分排出を促すカリウムが摂取できるように、野菜やきのこ・海藻の入ったサラダや和え物を選ぶようにする。
●おにぎりは鮭やツナを、サンドイッチには卵やチキンの入ったものを選ぶとたんぱく質が補える。
＜おすすめの組み合わせ例＞
①ミックスサンドイッチ＋野菜サラダ
②納豆巻き1本＋鶏竜田揚げ棒＋海藻サラダ
③ざるそば（汁は残す）＋茹で卵1個＋サラダ
●塩分表示をよくみる
　塩分相当量の記載がなくても、ナトリウム400㎎＝塩分相当量1ｇ目安として覚えておくとおおよその計算ができる。

栄養相談でよく聞かれるＱ＆Ａ

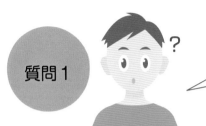

質問1

どうしても仕事が忙しくて野菜が摂れないんだけど…
野菜ジュースでもいいかな？

答え

仕事が忙しいと、わかっていても野菜の摂取が難しい時がありますね。野菜ジュースにはもちろん食物繊維やビタミンは入っていますが、製造の過程で栄養の損失があるので、野菜ジュースだけでは野菜の代わりにはなりません。また、飲むだけなので満足感も得られにくいです。仕事で野菜が摂れない時は野菜ジュースで補い、朝食や夕食時に野菜をたっぷり摂るように心がけましょう！！

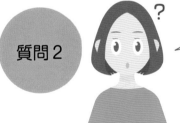

質問2

漬物とみそ汁が大好きなんだけど、野菜だから毎食食べても平気？

答え

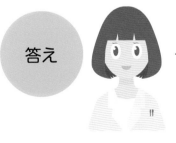

長野県では昔から親しまれている漬物ですが、野菜だからといって食べてしまうと塩分過多になります。みそ汁は1杯で1～2ｇ塩分が摂れてしまいます。そのため、1食の中で漬物を食べるならみそ汁は食べない、具沢山にして汁を少なくする、市販の減塩みそを使用するなど、無理なく減塩にチャレンジしてみましょう。また、漬物は大皿に盛るのではなく食べる量を決めて小皿に出すと食べた量もわかりやすく、食べ過ぎ防止になります。

脂質異常症
食事のポイント

■脂質異常症とは

血液中には脂質としてコレステロール、中性脂肪（ＴＧ／トリグリセライド）、リン脂質、遊離脂肪酸の４種類があります。それぞれ体内で重要な働きをしています。脂質異常症とは、特に悪玉コレステロール（ＬＤＬ）や中性脂肪が多すぎる、または善玉コレステロール（ＨＤＬ）が少なすぎる状態を示す病気です。血液中に余分な脂質が多くなると動脈硬化を起こしやすくなり、心筋梗塞や脳卒中などのリスクがあがります。

※脂質異常症の診断基準の詳細は、日本動脈学会のガイドラインをご覧ください。

■脂質異常症　８つの食事ポイント

①適正体重と適正エネルギー量を把握する（Ｐ.６参照）

②コレステロールの多い食品を摂り過ぎない

〈コレステロールの含有量〉

	食品名	目安量	分量(g)	コレステロール(mg)
魚介類	うなぎの蒲焼き	1串	80	192
	ししゃも	3本	50	170
	スルメイカ	小皿1盛り	15	147
	いくら	大さじ1	30	144
	たらこ	中1/3腹	30	110
卵類	鶏卵	1個（M）	50	235
	マヨネーズ	大さじ1杯	12	18
肉類	鶏レバー	1人前	50	185
	豚レバー	1人前	50	125
乳類	プロセスチーズ	2枚	40	31
	バター	大さじ1杯	12	25
	生クリーム	大さじ1杯	15	18

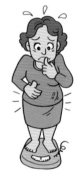

コレステロール摂取量は
１日200mg まで

卵はコレステロール含有量が多くても、栄養価が高く良質なたんぱく質源です。
１日１個(50ｇ)を目安に摂取しましょう。
　☆ちょっと豆知識☆
卵はビタミンＣと食物繊維以外の栄養素全てを含みます。

③肉類は脂身が少ない部位を

血中の悪玉コレステロール値が高い方は、特に肉類の脂肪分の摂り過ぎに注意が必要です。牛肉＞豚肉＞鶏肉＞の順で飽和脂肪酸※が多いので選び方を意識してみましょう。なるべく脂身の少ないヒレ肉やもも肉を選ぶのがお勧めです。挽肉は脂身もミンチされているため、脂質が多いです。
※過剰摂取で心血管疾患のリスクが高まると言われている

④大豆製品は積極的に

大豆に含まれるたんぱく質には、血中のコレステロール値を下げる働きがあるため、大豆製品は積極的に食べましょう。
一日の目安量：豆腐100ｇ（1/3丁）／納豆40ｇ（1パック）

⑤野菜や海藻類はたっぷりと

食物繊維はコレステロールの吸収を緩やかにする働きがあります。外食や中食（テイクアウト調理済食品を自宅で食べること）が多い方は、食物繊維が多いメニューを選びましょう。
野菜などの食物繊維をたっぷり摂るコツは、高血圧の食事（P18）を参考にして下さい。

ポイント

コレステロールは制限しなくてもいいの？

コレステロールは、細胞膜の主要な構成成分です。体内で必要なコレステロールの大部分は、主に肝臓と小腸で、１日に体重１ｋｇあたり12〜13mg（体重50kgの人で600〜650mg／日）生産されています。食品からのコレステロールは、吸収量の個人差が大きいですが、体内で合成されるコレステロールの1/7〜1/3を占めるに過ぎません。さらに、私達の体は、食事からのコレステロールの摂取量が多い場合は、体内での合成量は調節されます。食事からのコレステロールの摂取量が少ない場合には、体内での合成量が多くなるように調節されます。コレステロールの供給は一定に保たれるように調節されており、食事によるコレステロールの摂取量が血中コレステロール値に影響するという根拠は十分でないことが分かっています。悪玉コレステロールが高い方は、１日200mgを目安とし、コレステロールを控えるだけでなく、食事全般の改善が必要です。

⑥抗酸化食品の摂取をする

抗酸化食品とはβ－カロテンやビタミンC・Eを多く含む食品のことです。これらの食品は、コレステロールの酸化を防ぐことにより、動脈硬化の進行を抑制すると言われています。抗酸化作用のある食品は、主に緑黄色野菜に多く含まれているため、淡色野菜だけに偏らないよう心がけましょう。果物は食物繊維やビタミン・ミネラルを豊富に含みますが、果糖も多く含むため食べ過ぎると中性脂肪が高くなります。詳細は、果物の1日摂取目安量の資料（P224）をご覧ください。

β－カロテン
人参、ほうれん草、
春菊、小松菜など

ビタミンC
ブロッコリー、
小松菜、キウイ、
いちご

ビタミンE
かぼちゃ、
ほうれん草、
ブロッコリー

⑦DHA・EPAの多い魚をおかずに選ぶ　　摂取目安量　成人1日当たり1000～1500mg

ＤＨＡは悪玉コレステロールを減らし、善玉コレステロールを増やす効果があります。また、中性脂肪の合成を抑え、脳や神経組織の機能に関わる働きが注目されている脂肪酸です。
　ＥＰＡは血液凝固抑制作用が強いので、特に含有量の多い青魚の摂取をおすすめします。青魚が苦手な方は、鮭でもＤＨＡやＥＰＡは摂取できますが、白身魚にはほぼ含まれません。

〈魚のDHA・EPA含有量〉

可食部100g 当たり	DHA (mg)	EPA (mg)
あじ	570	300
さんま	850	1600
さば	970	690
さけ	400	210
まぐろ（脂身・トロ）	1400	3200

メモ

魚の缶詰は栄養価も高く、手軽でおすすめです。汁に栄養が溶け出ているので汁ごと使う調理法がお勧め。
※カリウム制限のある方は汁は捨てます。

⑧お菓子や甘い飲料は控える

お菓子や清涼飲料水等は糖質を多く含むため、摂り過ぎは中性脂肪が増える原因になります。
　特に洋菓子は、生地に油脂を含むものも多く、脂質量が高いです。また、チョコレートやポテトチップスといったスナック菓子にも注意しましょう。

おすすめおやつ
①カルシウムが豊富な乳製品
・ココア（無糖）
・果物入りヨーグルト
・レモン牛乳ラッシー（レシピP220）

②ビタミンや食物繊維が豊富な果物
・りんごやキウイフルーツ
　（食物繊維やビタミンCが多い）
※ドライフルーツは糖質が多い

■外食するときの選び方

揚げ物は控えめに
定食を選ぶようにする

揚げ物は油脂を多く含むので控えます。食べたい時は1～2切れ分残すか、赤身を選びましょう。

カツ丼やお寿司、ラーメンの単品は、炭水化物とたんぱく質に栄養が偏ります。定食を選び、サラダをプラスしてみましょう。お寿司はDHAやEPAの豊富な青魚がおすすめです。

野菜不足の時は、他の食事で野菜を補い、主食量を減らす調整をしましょう。

ポイント

単品食べにならないように
常に野菜を意識する

＜ラーメンの場合＞
具沢山のタンメンや五目ラーメン、あんかけ焼きそばを選びましょう。汁は残して。
＜お寿司の場合＞
お寿司だけにならないよう、サラダをプラスします。お寿司は6貫食べるとご飯1膳分（150g）に相当します。お店によってはシャリが半量のものがあり、食べ過ぎ防止に繋がります。
＜イタリアンの場合＞
ピザはチーズがたっぷりなので、パスタはさっぱりな和風味がおすすめです。サラダのドレッシングはかけずに注文し、ピザと一緒に食べる工夫で脂質と塩分が減らせます。
＜レストラン・食堂の場合＞
肉系のメニューを選ぶ際は、赤身の多い部位を。ハンバーグはひき肉なので意外と脂質が多くカロリーも高め。チキンソテーは、鶏皮をはぐと Good。魚系を選ぶなら焼き魚定食や海鮮丼を。飲み物は無糖にしましょう。

■コンビニ・お惣菜の選び方

 肉よりも魚や大豆を
使ったものを選ぶ

肉を使ったメニューは、揚げ物や炒め物など油を使ったものが多く、カロリーと脂質の摂取量が増えます。魚を使ったメニューは、焼き魚や煮魚、刺身などカロリーや脂質を抑えたメニューが多いです。大豆製品は、冷奴や湯豆腐もいいですね。サラダも充実しているので、野菜だけでなく、海藻類やきのこを使ったものを選ぶとよいでしょう。

煮物は塩分が多いですが、適量は食物繊維も摂れておすすめです。

ポイント

脂質やカロリーを
抑えるコツ

●選び方
メインは魚や大豆・大豆製品を意識して選びましょう。お惣菜は塩分過多になりやすいです。
減塩のコツをいくつか覚えておきましょう。(P17参照)
＜おすすめの組み合わせ例＞
①海鮮丼＋海藻サラダ
②おにぎり1～2個＋鯖味噌煮＋サラダ
③タンメン＋冷奴＋ヨーグルト
●肉類が食べたい時は
揚げ物はなるべく小ぶりのものを選び、食べ過ぎに注意しましょう。蒸す、茹でる、焼くといった脂質カットできる調理工程を意識してメニューを選びましょう。

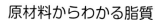

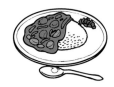

原材料からわかる脂質

カレーは子どもから大人まで人気メニューですが、高カロリー・高脂質です。ルウの箱に表示されている原材料名をみると、「牛脂」「ラード」などの動物性の固形油脂や、「パーム油」が見られます。中には「植物油脂」「食用油脂」とだけ示されているものがありますが、これらの中身は動物性油脂やパーム油である可能性が高いと言われています。パーム油はショートニング、マーガリンの原料としてよく使用されるので、トランス脂肪酸（P28参照）が含まれていることになります。

商品パッケージの原材料表示

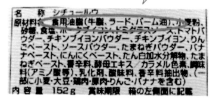

カレールウ（1かけ約20g）
1人前　90kcal　脂質6.5g　塩分2.3g

品名:カレールウ　原材料名:食用油脂(パーム油、なたね油)、小麦粉、砂糖、食塩、でん粉、カレー粉、香辛料、日菜エキスパウダー、野菜ブイヨンパウダー、ポテトフレーク、ビーフブイヨン、ローストキャベツパウダー、たん白加水分解物(大豆)、ポークパウダー、酵母エキス、野菜ペースト、調味料(アミノ酸等)、カラメル色素、酸味料、乳化剤、香料、(原材料の一部にバナナ、りんごを含む)
内容量:180g　賞味期限:左側面に記載

シチュールウ（1かけ約20g）
1人前　105kcal　脂質6.9g　塩分1.7g

名　称　シチュールウ
原材料名:食用油脂(牛脂、ラード、パーム油)、小麦粉、砂糖、食塩、ポークブイヨン、ドミグラスソース、トマトパウダー、チキンブイヨンパウダー、チキンブイヨン、りんごペースト、ソースパウダー、たまねぎパウダー、バナナペースト、にんにくペースト、たん白加水分解物、たまねぎペースト、香辛料、酵母エキス／カラメル色素、調味料(アミノ酸等)、乳化剤、酸味料、香辛料抽出物、(一部に小麦・大豆・鶏肉・原肉りんご・バナナを含む)
内容量　152g　賞味期限　箱の左側面に記載

栄養相談でよく聞かれるＱ＆Ａ

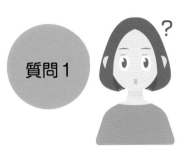

質問１

ダイエット中は油を避ければいい？

答え

健康を維持していく上で脂質を全く摂らないわけにはいきません。特に必須脂肪酸が含まれる植物油は、体内で合成されないため欠かせません。
脂質の摂り過ぎに注意が必要ですが、１日の摂取エネルギーが1600kcal程なら、調理で使う油は大さじ１必要でしょう。
脂質には見える油と見えない油が存在します。調理に使う植物油やバターなどの見える油に目がいきがちです。控える要点をおさえてみましょう。詳細は脂質異常症の資料（P22）をご覧ください。

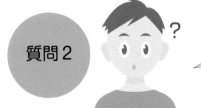

質問２

コレステロール値が高いです。
牛乳を飲んでもいい？

答え

コレステロール値の改善が必要な方は、１日のコレステロール摂取目安量が200mgです。
牛乳に含まれるコレステロールはコップ１杯（200ml）で25mgと多くはありません。しかし、牛乳や乳製品には、動物性脂肪（飽和脂肪酸）が含まれ、血中の悪玉コレステロールを増加させます。
牛乳は１日にコップ１杯程度を目安にしましょう。低脂肪牛乳にすると、コレステロールやカロリーを抑えながら、カルシウム補給ができます。

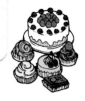

コラム　トランス脂肪酸について

■トランス脂肪酸とは何？

トランス脂肪酸は、脂質の構成成分である脂肪酸の一種です。植物油などからマーガリンやショートニングなどを製造する際や植物油を高温にして脱臭する工程で生じます。また天然でも、牛などの反芻動物に由来する乳製品や肉に含まれています。（動物の胃の中の微生物の働きにより生じる）

	含まれる食品
天然に食品中に含まれているもの	牛肉・羊肉・牛乳・乳製品
油脂を加工・精製する過程でできるもの 水素添加	マーガリン、ファットスプレッド、ショートニング、これらを原料に使ったパン・ケーキ・ドーナツなどの洋菓子、揚げ物など
油脂を加工・精製する工程でできるもの 高温処理による生成	サラダ油など

■トランス脂肪酸が体に悪いって本当？

トランス脂肪酸を摂り過ぎると

血液中のＬＤＬ（悪玉）コレステロールが増加、血液中のＨＤＬ（善玉）コレステロールが減少、心筋梗塞等のリスクを高める可能性があります。心血管系リスクへの悪影響は飽和脂肪酸よりも強いと考えられています。

■トランス脂肪酸の摂取量はどれくらいまでにするべき？

総エネルギー摂取量の１％未満　１日当たり２ｇ未満（1800kcal の食事の場合）

日本人のトランス脂肪酸摂取量は、１日１人当たり平均0.92〜0.96ｇとされ、ＷＨＯの目標を下まわっています。しかし脂質の多い菓子類や加工食品、ファストフードの食べ過ぎなど偏った食事をしている場合は、平均値を上回る摂取量となる可能性があるため注意が必要です。

近年、企業でもトランス脂肪酸を軽減するように努力がみられ、トランス脂肪酸の量をホームページ等で公開している企業もあります。

■お菓子や菓子パン・加工食品を買う際は表示をみて

市販の加工商品には、脂質量は必ず記載されていますが、脂肪酸までは記載されていないことがほとんどです。パーム油は飽和脂肪酸の多い油です。また、ショートニング、マーガリンなどが原材料に記載されていたら、トランス脂肪酸が含まれることになります。表示をちょっとチェックするだけで、どんな脂肪酸が多いか予測することができます。

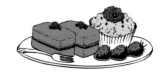

Memo

間食（おやつ）を上手に楽しむためには

間食は日々の楽しみのうちの一つ。
間食を食べれば血糖値は上昇しますが（図１）、組み合わせや選び方によって血糖値の急激な上昇を防ぐことができます。ただし、下記の６つのポイントを守り間食を習慣にしないことを基本としましょう。

間食（おやつ）の６つのポイント

①間食の目安は１日に150〜200kcal まで

主食の量をやや減らして、医師からの指示エネルギー量を超えない範囲で食べるようにします。注意点として、ただ単に主食の量を減らせば、間食をたくさん食べてもよい訳ではありません。主食であるご飯の糖質（でんぷん）は、消化に少し時間がかかるため腹持ちもいいですが、お菓子やジュースに含まれる砂糖やブドウ糖は消化吸収が早く、血糖値の急上昇、急降下を招きます。よって、主食を減らしすぎないことは、間食を防ぐポイントにもなります。既製品はカロリーと糖質の記載がされているので確認し、150〜200kcal/ 日以内にしましょう。

②食べる時間を考える

間食を食べる時間は夕食後や就寝前は避け、活動量（カロリー消費）の多い午前中〜16時頃までにしましょう。その理由として、夕食後や就寝前は、活動量が少ないため就寝中や起床時にも高血糖が続く可能性があるからです。また、朝食後、昼食後のデザートとして食べることも１つの方法です。これは、１日の血糖値上昇の山を朝食・昼食・夕食の３つにして、３食以外の時間は血糖値を下げることができるメリットがあります。昼食後、血糖値が下がり始めた時、15時の間食を食べ血糖値が上昇し、下がり切る前に夕食をとり、さらに血糖値が上昇する「ホップ・ステップ・ジャンプ現象」（図１）が危惧され、就寝中も高血糖が続きます。

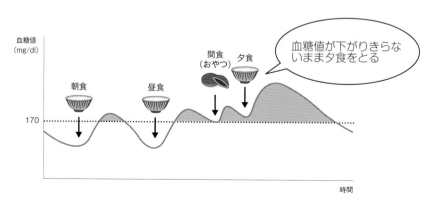

図１　食事・おやつと血糖値
西東京臨床糖尿病研究会：楽しく学べる糖尿病療養指導—ホップ・ステップ・ジャンプ！、南江堂、2009より引用

③食べ過ぎないように、先に食べる量を決めて取り分ける

間食用の小皿を決めて、小皿にのる量だけを先に取り分けましょう。大袋から直接食べると、食べた量が把握できず、だらだら食いに繋がります。小皿が用意できない時は、個包装のものを選びましょう。

> 小皿の目安：両手の人差し指同士、親指同士を合わせて輪っかを作った大きさ

④低糖質のものを選ぶ

砂糖や小麦・米・イモ類などを使用しているものは、糖質が多いので控えましょう。特にドーナツ、菓子パン、スナック菓子、せんべい、ミルクチョコレート、大福、どら焼き、まんじゅうなどは注意が必要です。おすすめの低糖質食材は（P.33）に記載しています。

⑤「たんぱく質」「脂質」は間食としておすすめの栄養素

肉・魚・卵・大豆製品・乳製品などのたんぱく質、油・ナッツ類などに多い脂質は、血糖値をほとんど上げないので、間食としておすすめの食材。糖質を含む食品も、たんぱく質・脂質と一緒に摂ることで、血糖値の急上昇・急降下を防ぎ、腹持ちもよくなります（図2）。米や小麦などの糖質は、代謝（エネルギーとして体内で消費すること）するために、ビタミン B_1 が欠かせません。また、脂質の代謝にはビタミン B_2 が必要です。ビタミン B_1、ビタミン B_2 の不足は脂肪として体内に蓄積されやすいです。それらを含む食材は意識してとりましょう。

| ビタミン B_1 豚肉、うなぎ、大豆・大豆製品、玄米など | ビタミン B_2 レバー、さば、牛乳、卵など |

☆例として☆
梅や昆布のおにぎりはカロリーは低め。しかし、たんぱく質と脂質を含まないため、鮭やツナマヨのおにぎりを食べた時よりも血糖値の上昇は高くなります。

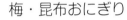梅・昆布おにぎり ＞鮭・ツナマヨのおにぎり

⑥間食の前に飲み物を飲む

少量の間食では満足しにくい場合、無糖の紅茶やブラックコーヒー、ハーブティーなど、風味のある飲みものを間食前に飲むと、お腹も膨れ、食べ過ぎ防止になります。

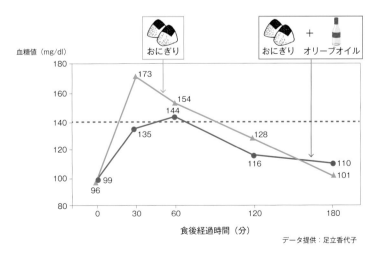

データ提供：足立香代子

図2　糖質を油と一緒にとる「足し算食べ」の効果は？

夕食が20時前に摂れる方は、間食せずに
夕食でしっかりバランスのとれた食事を
することをおすすめします！

コラム　　こんな方に間食はおすすめです

『仕事で夕食が遅くなり、食事量が多くなってしまう方』

仕事で夕食が遅く（20時以降になる時）、昼食以降何も食べられず空腹時間が長くなってしまう場合は、18時頃に間食として、たんぱく質・脂質を含む具の入ったおにぎり（ツナ、鮭など）、パン（卵サンドやカツサンド、チーズパン、ツナパンなど）などの炭水化物のみを先に摂るようにします。ここで大切なのは、糖質だけにならないように、たんぱく質や脂質を一緒に摂れるものを選ぶことです。

帰宅後は、おかずのみ（たんぱく質・食物繊維など）食べ、炭水化物は控えます。そうすることで強い空腹感が緩和されるため、早食いやドカ食いにもならず、就寝中の高血糖を防ぐことができます。

仕事中に食事を摂ることが難しい場合、低糖質食材の高カカオチョコレートやナッツ類、チーズなど食べやすいものを用意しておくとよいでしょう。詳しくは〈おすすめの低糖質食材〉をご覧ください。(P.33)

運動・カラオケ・趣味など食べること以外でのストレス発散方法を見つけてみましょう。原因のストレスを解消し、感情のコントロールが大切です！

コラム　　お腹が空いていないのについ間食をしてしまう

『エモーショナルイーティング（感情的な摂食）』原因はストレスかも

「エモーショナルイーティング」とは不安・寂しさ・不満・イライラなどのストレスを食べることで解消しようとする行為のことをいいます。
ストレスを感じているときに食事を摂ると、脳から報酬系のホルモン「ドーパミン」が分泌され一時的に気分が落ち着きます。手っ取り早いストレス解消法のため、食べることで快感を得られることに脳や体が習慣化されてしまうと、同じ快感を欲しがって食欲を生み出してしまいます。うつ病や摂食障害のきっかけにもなるため注意が必要です。
また、この習慣によって栄養素が偏り、不足している栄養素を摂取しようと体が求め続けるため、過食がさらに進行しやすくなります。
以下のような特徴に心当たりがある場合は、ご自身の食行動を見直してみましょう。

① 突発的に何かを食べたくなる。
② 暇を持て余すと何かを食べ始めてしまう。
③ 何かの作業中食べ物を少しずつつまむことがある。
④ 気づけば「口さみしい」と感じている。
⑤ 食べた後は少し気が晴れる。
⑥ 仕事終わりにコンビニへ立ち寄りスイーツなどを買って食べるのが習慣になっている。

〈おすすめの低糖質食材〉

	一回分の量	エネルギー (kcal)	たんぱく質 (g)	脂質 (g)	糖質 (g)
牛乳	1本（200ml）	134	6.6	7.6	9.6
ヨーグルト（無糖）	1個（120g）	80	4.3	3.6	5.9
チーズ	1個（20g）	68	4.5	5.2	0.3
豆乳（調整）	1本（200ml）	128	6.4	7.2	9.6
キウイフルーツ	小1個（75g）	40	0.8	0.1	10.1
いちご	6粒（125g）	43	1.1	0.1	10.6
りんご	1/4個（75g）	43	0.8	0.2	11.6
バナナ	1/2本（50g）	43	0.6	0.1	11.3
アーモンド（無塩）	15粒（15g）	91	3.0	8.1	3.1
くるみ	3粒（10g）	67	1.5	6.9	1.2
ピーナッツ	20粒（15g）	88	4.0	7.4	2.9
卵（茹で卵など）	M1個（50g）	76	6.5	5.0	0.2
木綿豆腐	1/3丁（100g）	72	6.6	4.2	1.6
サラダチキン	1/2袋（60g）	50	10.9	0.4	0.5
ビターチョコレート （高カカオのもの）	3枚（15g）	84	1.5	4.8	6.0

☆乳製品である牛乳・ヨーグルト・チーズの摂りすぎは、脂質の摂取量が多くなるため、1日1〜2つまでにしましょう。

☆果物は3種類以上だと1日に摂取する果物量の目安を超えてしまうため、キウイフルーツ・いちご・りんご・バナナのなかから2種類までにしましょう。表に記載されていない果物でもよいですが、キウイフルーツ・いちご・りんごは食物繊維も多くおすすめです。（果物の1日摂取目安量はP.224参照）

☆チョコレートの高カカオは70%以上のものがよいでしょう。

食材

野菜、肉、魚…。身近な食材にはどのような栄養が含まれているか、効率よく栄養をとるための調理法などをご紹介。食材の持ち味を知ることで料理のバリエーションも広がります。

キャベツ

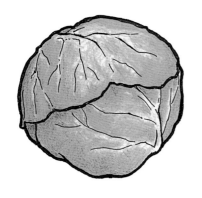

　サラダ・炒め物・煮込み料理など幅広く活躍するキャベツ。生で食べたときの歯ごたえや、噛めば噛むほど引き立つ甘みは、日本人にとってもなじみ深く、欠かすことのできない食材ですよね。

キャベツの歴史

　キャベツは、甘藍（カンラン）、玉菜（タマナ）とも呼ばれ、原産はヨーロッパの地中海沿岸および大西洋沿岸地帯です。ケルト人によって数千年前から栽培が行われていたという古い歴史を持つ野菜です。結球葉のキャベツが日本に入ってきたのは江戸時代の末期頃で、明治時代に入ってから本格的に導入されるようになりました。

キャベツの栄養

★ビタミンＣ（１日摂取基準　成人100mg）

　キャベツには100g中41mgのビタミンＣが含まれ、１日分の約半分が補えます。ビタミンＣには強い抗酸化作用があり、キャベツの抗酸化力はブロッコリーやアスパラガスにも並び、野菜のなかでもトップクラス。強い抗酸化力によって過酸化脂質の生成を抑制し、動脈硬化や脳卒中、心筋梗塞などを予防する働きがあります。

★ビタミンＵ

　キャベツから発見されたことから、キャベジンとも呼ばれます。ビタミンＵの名称は「潰瘍（Ulcer）」の頭文字「U」に由来します。胃酸の分泌を抑制し、胃腸粘膜の修復に作用することから、胃・十二指腸潰瘍の予防に有効です。

★ビタミンK（1日摂取基準量　成人150μg）

　ビタミンKには、カルシウムが骨に沈着するときに必要なオステカカルシンというたんぱく質を活性化させる働きがあります。ビタミンDとともにカルシウムの吸収を助け、丈夫な骨作りのために必要なビタミンです。キャベツ100gでビタミンK 78μg摂取できます（普通の食事をしていれば不足することのない栄養素です）。

キャベツの保存方法

★まるごと保存（2週間）

　芯はくり抜き、キッチンペーパーを水で濡らしたものを詰めます。そのまま野菜用保存袋に入れるか、かるく湿らせた新聞紙で包んでポリ袋に入れ、冷蔵庫の野菜室で保存します。

★カットして保存（2〜3日）

　キャベツが呼吸できるように、切り口を覆う程度にラップをかけます。その後野菜用保存袋に入れ、冷蔵庫の野菜室で保存します。

★冷凍して保存（1〜2週間）

　キャベツをざく切りにして、水気を拭き冷凍用保存袋に入れて金属製のトレーにのせて冷凍します（通常より早く冷凍させることができます）。

玉ねぎ

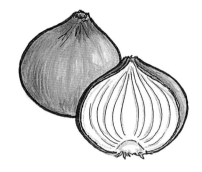

玉ねぎは1年中手に入る身近な野菜であり、脇役ながら和洋中どの料理にも欠かせない有能野菜です。また、優れた栄養の持ち主でもあります。ポイントを押さえた調理で、栄養を効率よくとり入れましょう。

玉ねぎの栄養と効果

　注目は玉ねぎの刺激と辛味成分である、硫化アリルと硫化プロピルです。

　玉ねぎに包丁を入れて空気にふれると硫化アリルは酵素の働きによりアリシンに変化します。豚肉や大豆などに多いビタミンB_1とアリシンが結合するとアリチアミンとなり、ビタミンB_1を体内に長くとどめ、吸収率を高めます。ビタミンB_1は、糖質を素早くエネルギーに変える栄養素で、不足すると疲労、食欲不振、不眠などの症状が起こりやすくなります。よってエネルギーの大半を、ごはんなどの糖質からとっている日本人にとって、とても大切なビタミンです。

　硫化プロピルも酵素の働きにより変化し、加熱することで辛味成分が甘味成分に変わり、また血液サラサラの効果も期待されています。

　このように玉ねぎは、生でも加熱しても効果を発揮する優れた野菜といえます。

覚えておきたい、玉ねぎの調理のポイント

★水にさらさない

　硫化アリルなどは水溶性のため長く水にさらすと流れ出てしまいます。辛みは酢を使ってやわらげるとよいでしょう。

★切ったあとは15〜30分以上、放置してから調理

　一定時間、空気にさらすことで酵素の作用で効能がアップ。また熱にも強い成分に変化します。

★ビタミンB₁の多い食品と一緒に

　豚肉、うなぎ、レバー、大豆など相性のよい組み合わせで、ビタミンB₁の吸収率アップに役立てましょう。

にんじん

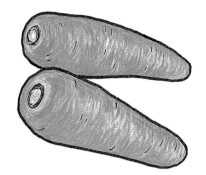

　小さい頃から「体にいいから食べなさい」と言われ続けてきたにんじん。見た目が鮮やかで和洋中あらゆる料理に彩りを与え、生でもよし、煮ても炒めても、漬けてもおいしく食べられる、万能野菜ですね。

にんじんの栄養と効果

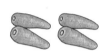

　にんじんの主な栄養成分は β-カロテン、ビタミンA、カリウム、食物繊維があげられます。またカルシウムや鉄分、リンなども豊富です。

β-カロテンは体内でビタミンAに変換

　英語のキャロットはカロテンに由来しています。β-カロテンは緑黄色野菜に含まれる成分の一種で、体内に入ると必要な量だけビタミンAに変わります。抗酸化力を持つことでも注目されるビタミンAは、目の機能調節と細胞組織の正常な成長を促したり、老化の原因となる酸化物質を中和し、無害化する働きがあるとされています。

にんじんを調理するポイント

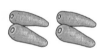

　にんじんに多く含まれる β-カロテンは脂溶性のため、油と一緒にとると効率よく吸収できます。サラダで食べるときは、ノンオイルよりオイルの入ったドレッシングやマヨネーズを使うとよいでしょう。外側ほど β-カロテンが多く含まれているので、皮はむかずに調理しましょう。

β-カロテンの吸収率

　生のにんじん　約10％、ゆでた時　約30％、油を使った料理　50～70％

にんじんの葉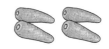

　にんじんは主に根の部分を食べますが、葉の栄養価は根と比べるとたんぱく質は1.5倍、カルシウムは３倍と豊富に含んでいます。葉つきのものを手に入れたときは、刻んで煮物や炒め物にしたり、やわらかい若葉は、おひたしやごま和えなどにしてみるといいですね。

選び方と保存方法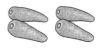

★選び方

　オレンジ色が濃いものほど、β-カロテンの含有量が多く、栄養価が高くなります。茎の切り口が太いものは、固い芯の部分が多いので避けましょう。

★保存方法

　湿気と乾燥に弱いので、水分をよく拭き取ってからポリ袋へ。冷蔵庫の野菜室へ立てて保存しましょう。

アスパラガス

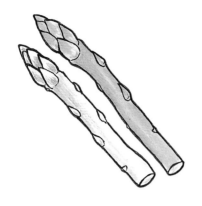

　ヨーロッパでは「高貴な春野菜」として扱われ、日本の「桜前線」のような「アスパラ前線」があり、春の風物詩となっています。
　また、ドイツ・オーストリアでも日本の「筍」のような春の味覚として珍重されているようです。

アスパラガスの由来

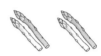

　ユリ科アスパラガス属の多年草。日本では、マツバウドとも呼ばれています。収穫しても次々と新芽を出すことから「たくさん分かれる」を意味するギリシャ語の「asuparagos」から名付けられました。日本には、江戸時代にオランダ人によって伝えられ、観賞用とされていましたが、大正時代に北海道で栽培が始まり食用とされました。
　グリーンアスパラガスとホワイトアスパラガスの違いは品種ではなく、栽培方法に違いがあり、新芽に光が当たらないように育てると白い色をしたホワイトアスパラガスに育ちます。長野県坂城町では、長野新幹線建設時の作業用トンネルを利用して、ホワイトアスパラガスが栽培されています。

アスパラガスから発見されたアスパラギン酸

　アスパラガスの主成分であるアスパラギン酸。アスパラガスから最初に発見されたことで名付けられました。アスパラギン酸は旨味成分の一つであるグルタミン酸によく似ているアミノ酸の一種です。カリウムと結びつきアスパラギン酸カリウムとなり、エネルギーの代謝を高めて疲労を回復する効果があり、栄養剤などの成分としても利用されています。春のだるさを感じている方にはぴったりな食材ですね。またアスパラガスの穂先に多い、ポリフェノールの一種ルチンは、抗酸化作用が高くビタミンＣの働きを助けアレルギーや風邪予防、毛細血管強化などによいとされています。

アスパラガスの選び方と保存方法

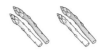

　軸が真ん中にあり、「はかま」という軸の部分にあたる葉っぱが三角でしっかりしているものがよいでしょう。この「はかま」や皮にもポリフェノールが含まれているので、下処理では根元のかたい部分のみ取り除くことをおすすめします。保存方法は、切り口に湿ったキッチンペーパーを当て、ラップや新聞などに包み、穂先を上に立てた状態で冷蔵庫に保管するとよいでしょう。

アスパラを上手に茹でるコツ

「ポイントは茹ですぎないこと」

① 　節々にある「はかま」を包丁でかるく削り取る。

② 　根元の固い部分を1～2㎝切り落とす。

③ 　根元の方の皮は固いのでピーラーで薄く削る。

④ 　お湯を鍋に湧かし塩（1％程度）を入れる。

⑤ 　火の通りが遅い根元部分から先に入れて10秒、その後全体を入れて1分程度茹でる。

⑥ 　お湯から引き揚げて、すぐに冷水につけて色止めする。

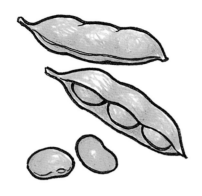

枝豆

枝豆は大豆と収穫時期が異なるだけで、植物としては同じものになります。近年、健康志向に伴う日本食ブームの影響もあり、塩ゆでなど簡単な調理法のものは北米・ヨーロッパなどの日本国外でも食べられるようになっています。

枝豆の栄養

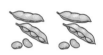

枝豆は豆類と野菜類の両方の栄養的利点を持った食品です。「畑の肉」といわれる大豆同様、エネルギー、脂質、良質なたんぱく質に富んでいます。ビタミン類、食物繊維やカルシウム、鉄分など多くの栄養素を含んでおり、大豆にはないβ-カロテンやビタミンCを含むのが特徴です。

夏バテ防止・疲労回復に効果的

枝豆に多く含まれるビタミンB_1とビタミンB_2は体内で糖質・脂質・たんぱく質などを分解してエネルギーに変える効果があります。さらに高血圧の原因となるナトリウム（塩分）の排出を助け、利尿作用を促すカリウムを多く含んでいるため、体内の水分量を調節し、むくみの解消にも効果的に働きます。夏バテの原因である食欲不振からくる栄養不足の解消や疲労回復に効果的なのです。

お酒のおつまみには枝豆

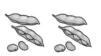

枝豆のたんぱく質に含まれるアミノ酸の一種メチオニンはビタミンB_1、ビタミンCとともにアルコールの分解を促し、肝機能の働きを助けてくれるため、二日酔いを防止する働きがあります。お酒は控えることがもちろん一番ですが、飲んでしまう場合には、お酒のつまみとして枝豆を積極的に選んでみましょう。

ご存じでしたか？　枝豆のこんなこと

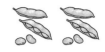

★大豆は豆類で枝豆は野菜類

　豆が完熟していない場合は野菜類に分類されます。完熟していない豆は、野菜に多く含まれるビタミンCなどの栄養素が豊富に含まれます。枝豆以外にも、さやいんげん（三度豆）、さやえんどう、そら豆なども野菜類に分類されます。

★昔から食べられている食品

　日本では奈良時代には、現在のように枝豆を塩と一緒にゆでて食べられていました。日本から中国などのアジア系の国に枝豆が広がっていったという説もあります。枝豆は昔から日本人に愛される食品だったんですね。

ずんだとは？？

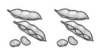

　ずんだとは、枝豆をすりつぶして作られるペースト状のもの。

　牛たん、笹かまぼことともに、仙台三大名物にも指定されているずんだ餅。東北地方では昔から様々な郷土料理に使われてきました。

　枝豆は、夏が旬なため、ずんだも同じく日持ちしないため、昔は地元でしか食べられない特別なものでした。

　しかし、冷凍技術や日持ちする商品の開発によって、その存在は全国へ広く知られるようになりました。

　今では、ずんだ餅に限らず、ずんだシェイク、ずんだジャム、ずんだラーメンなど様々な料理に変身し、多くの人に親しまれています。

オクラ

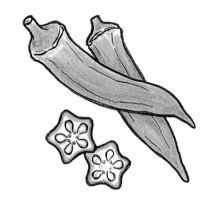

　アオイ科のオクラはハイビスカスに似た花を
つけるため、野菜の花のなかでは群を抜いて美
しいといわれています。オクラはサラダや和え
物、炒め物、揚げ物、汁物などさまざまな料理
に使える万能野菜です。オクラの栄養や保存法
を知って、よりおいしくオクラをいただきま
しょう。

オクラの栄養

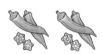

★オクラのぬめりは体によい

　オクラに含まれるぬめり成分は、アラバン、ペクチンといった食物繊維で、
ペクチンは整腸作用を促し、コレステロールを排出する作用や便秘を防ぎ大腸
がんを予防する効果があるといわれています。

★β-カロテンが豊富

　オクラにはβ-カロテンが豊富に含まれています。抗酸化作用や免疫活性作
用があることでも知られていますが、必要に応じて体内でビタミンAに変換
され使われます。

★カリウム・カルシウムが豊富

　カリウムには、ナトリウムが腎臓で再吸収されるのを抑制し、尿への排出を
促す働きがあることから、高血圧予防に効果があります。カルシウムは骨を生
成するうえで欠かせない成分で、血液凝固、筋肉収縮、神経の興奮の抑制など
のほか、細胞の機能調節を行う働きもあります。

オクラの調理用語

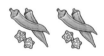

★塩ずり

　ゆでる前に一本ずつ塩でもんで、表面のうぶ毛を取ること。口当たりのよい
ネバネバの食感が味わえます。

★がくを取る

　がくとはへたと実の間の出っ張ったところ。包丁の刃を入れ鉛筆削りのよう

に切り取ります。オクラの頭のへたの部分もゆでれば食べられます。頭部分を切ってゆでるとお湯が中に入り水っぽくなります。

オクラの保存方法〜冷凍保存も可〜

　オクラは低温（5℃以下だと低温障害を起こす）に弱い野菜なので、ビニール袋に入れて冷蔵庫の野菜室で2〜3日保存します。

〈オクラの冷凍方法〉
1　オクラを洗ったあと、がくを取り塩ずりする。
2　沸騰したお湯で20秒ほど固めにゆでる。
3　水気をふき取り、チャックつきのビニール袋に入れて空気を抜き冷凍する。保存目安は2週間。
※解凍するときは、常温で自然解凍か熱湯にさっとくぐらせる。

〈オクラの美味しい茹で方〉
オクラの食感を楽しみたい場合は、沸騰した湯に下ごしらえしたオクラを入れ、サッと茹でましょう。茹で時間は1分ほどを目安にしましょう。お湯から取り出すタイミングは「オクラを入れた後、湯が再沸騰してから1度だけ向きを直して、ひと呼吸おいてから」と覚えておくと便利です。

〈採れたては茹でなくてもおいしい！〉
オクラが出始めの6〜7月は、やわらかいものは生のまま食べられます。水洗いして、水気をふきとり、塩もみをしてうぶ毛をとったら薄切りに。生食にむいているのは、直径1cmくらいの太さのものまでです。それ以上太いものは、皮と種が硬くなります。食感を損なわないように、種は取り除くと良いです。

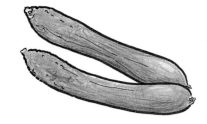

きゅうり

夏の代表野菜きゅうりは世界一カロリーが少ない野菜といわれています。確かに緑黄色野菜と比較すると栄養価は少なめですが、食卓の彩りには欠かせない食材ですね。

きゅうりの栄養

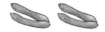

★むくみの解消

カリウムには、利尿作用があり、体内の老廃物を排出する働きがあるため、デトックス効果やむくみの解消が期待できます。また、皮膚や粘膜の健康を保ち、乾燥肌や肌荒れを予防するβ-カロテンも比較的多く含まれます。加熱せずに食べられるので、栄養価の損失も少ないです。

〈β-カロテン〉　※100gでの比較
トマト（1/2個）540μg＞ピーマン（2個）400μg＞きゅうり（1本）330μg

★食欲がないときにも食べやすい

最近のきゅうりには苦みが少ないものが多くなりましたが、きゅうりの皮やヘタに近い部分に含まれる苦み成分ククルビタシンは、胃液の分泌を促進し、食欲を増加させる作用があるとされています。きゅうりはほとんどが水分でできているため、夏バテなど食欲がないときだけでなく、喉の渇きを潤すための水分補給にも適しています。

★脂肪分解酵素ホスホリパーゼ

近年の研究で、きゅうりにはホスホリパーゼという酵素が含まれていることが知られています。酵素は熱に弱いため、生での摂取がよいとされ、すりおろすことで酵素の放出がより期待されます。すりおろしきゅうりには、消化に働く酵素が豊富に含まれるので、もともと体内にある酵素が消化に使われず代謝に使われ、太りにくい体を作ってくれるようです。脂肪分の多い食事の際には、一緒にきゅうりのすりおろしを食べてみましょう。

きゅうりを食べるときのポイント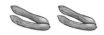

　きゅうりはサラダや和え物など生で摂取することが多いですが、きゅうりに含まれるアスコルビナーゼという成分は、ほかの食品のビタミンCを抑制してしまいます。この酵素は、熱や酸に弱いので加熱するか、生で食べるときは、油や酸の入ったドレッシングやレモンなどの柑橘類を加えることで、酵素の働きを抑えることができます。

きゅうりが余って食べきれないときは冷凍保存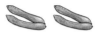

作り方
1　きゅうりは薄くスライスする（量はお好みで）。
2　かるく塩をふっておく。水分が出てきたらよく絞って水気をきる。
3　チャック付きの袋にきゅうりを入れて冷凍する。

★きゅうりは団子状態にならないように、薄く平らにして冷凍してください。
★解凍して、酢の物やポテトサラダに。

きゅうりについている白い粉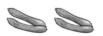

　きゅうりが水分の蒸発を防ぎ、表皮を保護するために自ら出す粉は「ブルーム」とよばれています。光沢がなく農薬と間違われることもあります。ブルームレスの品種もあり、皮はかためですが日持ちするので現在こちらが主流となっています。

ゴーヤ

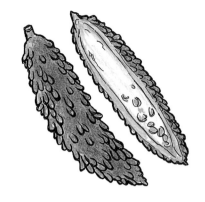

　2001年に沖縄を舞台にしたドラマでゴーヤの知名度が飛躍的に上がり、沖縄県から他県への出荷が3000 t に増加しました。沖縄料理といえばゴーヤチャンプルー。皆さんのお宅の食卓にもポピュラーな一品として登場しているのではないでしょうか。

「チャンプルー」は沖縄の方言で「混ぜこぜにしたもの」という意味

　ゴーヤチャンプルーのほかにマーミナー（もやし）チャンプルー、タマナー（キャベツ）チャンプルーなど主な材料の名を冠して呼ばれることが多く、もともとはありあわせの野菜に、安価で毎日手に入りやすい豆腐と保存食である塩漬けの豚肉などを加えた沖縄の家庭料理でしたが、日本各地で食べられるようにもなりました。たっぷりの野菜と豆腐・豚肉・卵といった良質なたんぱく質とビタミンB群が入った料理は、熱い夏を乗り切るために栄養面からみても、とても優れています。

夏バテ・疲労回復に最適

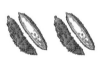

　ゴーヤの苦み成分であるモモルデシンは胃腸の粘膜を保護したり食欲を増進する効果があります。夏バテ症状にありがちな、だるさ・めまい・頭痛・食欲不振などは室内外の温度差で自律神経が乱れたり、熱帯夜による睡眠不足が続くことで悪循環を引き起こすことに。モモルデシンにはこうした自律神経のバランスを整える働きがあるとされ、ゴーヤは夏バテ症状の緩和にもおすすめです。

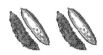

美肌・肌老化予防

　ゴーヤに含まれるビタミンＣは、１本当たりトマト１個の約５倍で、レモン１個分の果汁より多いといわれています。ゴーヤのビタミンＣは比較的熱に強いため、内側からの紫外線対策・シミ予防としても。またビタミンＣは鉄の吸収をよくする働きがあるため、牛肉など鉄分を多く含む食材と一緒に調理して貧血予防におすすめです。

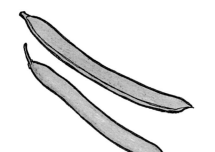

さやいんげん

日本ではごま和えにしたり煮物に加えたりするさやいんげんですが、外国ではメインのつけあわせにするなど、世界中で親しまれている食材です。

さやいんげんの種類

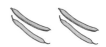

　原産地は中央アメリカからメキシコ。豆ではなく、若いさやを食べ始めたのはイタリア人で、そこからヨーロッパ中に広まっていきました。日本へは、江戸時代に中国の明から招かれた隠元禅師によってもたらされたことから、この名がついたといわれています。

　さやいんげんの種類は大きく分けると3つのタイプがあります。

★**モロッコ**　幅広の平さや種で、果長は20cmほどと大型だが、やわらかいので煮物に向く。

★**あきしまささげ**　岐阜県特産の平さやのささげ。秋になり気温が下がると、紫のしまが鮮やかになる。煮ると豆がほっくりしてとても美味。

★**十六ささげ**　愛知県特産の、30cmにもなるささげ。中の豆が16粒なのでこの名がついた。やわらかく、食べやすい。

さやいんげんの栄養

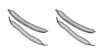

　カロテン、ビタミンCが多く、緑黄色野菜に分類され、カリウム・ビタミンB群やカルシウムなども含まれています。特に若いさやにはアスパラギン酸やリジンが含まれているので疲労回復や美肌づくりの効果も期待できます。

さやいんげんの保存方法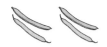

　ゆでる前に塩をまぶして板ずりを。表面のうぶ毛が取れるだけでなく、ゆであがったときに色鮮やかに仕上がります。ゆで湯の塩はひかえめに。新鮮なうちに固めにゆでて冷凍保存をしましょう。煮物や炒め物にサッと使えて便利です。冷蔵庫で保存する場合は向きを揃え、ラップできっちり包むこと。3～4日で食べましょう。

さやいんげんの食べ方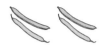

　油と一緒にとるとカロテンが体内で吸収されやすくなるので、オリーブオイルやごま、ピーナッツ、クルミなどで和えると効果的。ひじきや納豆、ヨーグルトなどと食べ合わせると便秘の改善や予防につながるでしょう。

家庭菜園にピッタリ

　収穫までの時期が短く、一年に3度も収穫できることから、別名"サンドマメ"とも呼ばれています。ツルあり種とツルなし種があり、ツルあり種は春に、ツルなし種は春から初夏に種をまきます。

　収穫は種まき後50日前後から。種類によって、約1～2カ月にわたって収穫できます。スーパーに売っているものより、やや小さめのうちに収穫するのがポイントです。

ズッキーニ

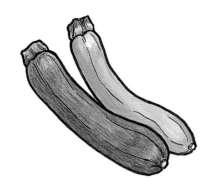

　ズッキーニはアメリカ南部の、ウリ科・カボチャ属の淡色野菜で、日本で本格的に栽培され始めたのは1980年代と比較的歴史の浅い野菜です。昨今では家庭菜園でも人気の野菜の一つとなっています。

おいしい食べ方は？

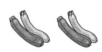

　イタリア料理やフランス料理などで、よく使われるズッキーニ。見た目はきゅうりに似ていますが、かぼちゃの仲間です。歯ごたえはなすに似ていて油との相性がよく、炒めたり揚げたりすることで甘みがアップしおいしくなります。

　煮込みにするにも、先にかるく油で炒めるのがコツ。フランス南部プロヴァンス地方・ニースの野菜煮込み料理ラタトゥイユは代表的な料理です。

ズッキーニの栄養

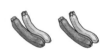

　血圧を下げる効果が期待されるカリウムや、抗酸化作用のあるβ-カロテン・ビタミンCなどが適度に含まれます。

　かぼちゃの仲間でありながら糖質は少なく、1本約28kcal（100g当たり14kcal）と低カロリーな野菜です。

〈糖質〉

ご飯38.1g ＞かぼちゃ17.0g ＞とうもろこし12.5g ＞玉ねぎ7.0g ＞ズッキーニ1.5g

（食材100ｇあたりの比較）

ズッキーニの種類

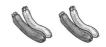

★ズッキーニ

　きゅうりによく似た一般的なズッキーニ。歯ごたえはなすに似ていて炒め物や煮物に最適。

★イエローズッキーニ

　皮が黄色のズッキーニ。緑のものより皮がやわらかい。サラダなどの生食にもおすすめ。

★花ズッキーニ

　イタリアではポピュラーな花付きのズッキーニ。チーズや挽肉などを詰めてフライにして食べます。

ズッキーニの選び方

　皮につやがあり、太さが均一で太すぎないものがよいでしょう。太すぎると果肉がスカスカして味が落ちるので注意です。切り口が新しいものは鮮度が高く、同じ大きさであれば重みのあるほうが新鮮です。

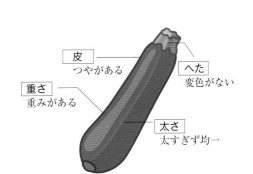

皮
つやがある

へた
変色がない

重さ
重みがある

太さ
太すぎず均一

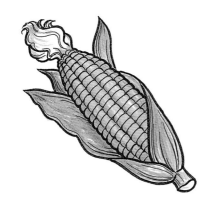

とうもろこし

　とうもろこしは、米、小麦と並び、世界三大穀物と呼ばれ、その主成分は糖質です。普段、私たちが一般的にとうもろこしとして食べているものは、甘味種に属するもので、世界三大穀物と呼ばれるとうもろこしとは、品種が違います。野菜の中ではエネルギー量が高く、みずみずしいうえに甘みが強いことも特徴です。

とうもろこしの栄養

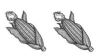

　野菜のなかでは高カロリー（1本約200g、184kcal）で糖質、たんぱく質が主成分です。また本来は動物性たんぱく質に多く含まれる筋肉の保持や疲労回復に効果のあるBCAA（バリン、ロイシン、イソロイシン）が植物性たんぱく質のなかでは多く含まれているのが特徴です。さらに、胚芽の部分にビタミンE、ビタミンB群、カリウム、亜鉛、鉄などの栄養素が含まれています。

むくみ・冷え性予防に
　ビタミンE、ナイアシン：末梢血管拡張作用があり、血液循環をサポート。
　ビタミンB_1、B_6：エネルギー代謝をサポート。
　　　　　　これらの成分の働きで血流と代謝の両面から冷えの改善をしてくれる効果があります。

便秘・腸内フローラ改善
　セルロース：実の皮の部分に豊富に含まれる不溶性の食物繊維。便のかさを増やし腸の蠕動運動を促進する働きがあります。

とうもろこしの選び方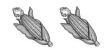

★皮つきのものを選ぶ。

★皮の緑色が鮮やかなもの・手に持ったときにずっしりと重いものを選ぶ。

★"とうもろこしのヒゲ"と呼ばれる部分（雌しべ）の本数は実（粒）の数と
　同じなのでヒゲの多いものを選ぶ。

★ヒゲの色が茶色くなっているものが完熟している証拠です。

保存方法（保存期間）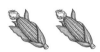

★まるごと保存（２〜３日）

　収穫したてが一番おいしいとうもろこしですが、糖度の低下を防ぐためにすぐにゆでましょう。ゆでたてのとうもろこしを熱いうちにラップで包むと、粒にしわが寄らずにきれいに保存できます。

★カットして保存（３日）

　ゆでたものを３cm程度の輪切りにして密封袋にしまい冷蔵保存しましょう。

★冷凍して保存（約１カ月）

　とうもろこしの実を軸から外し、かるく塩ゆでしてから粗熱をとり、密閉できる保存袋などで保存しましょう。

ベビーコーンって？？

　炒め物やサラダで食べることがあるベビーコーンですが、とうもろこしと何が違うのかご存知ですか？　ベビーコーンとは、成長途中のとうもろこしを若採りしたもの（間引いたもの）です。通常、１本の株から１〜２本のスイートコーンを収穫しますが、それが３本以上になった際に他の２本へ栄養を送るため間引かれます。それが、ベビーコーンとして出回るのです。カリウムやビタミンKが豊富に含まれ、高血圧やむくみの予防におすすめです。

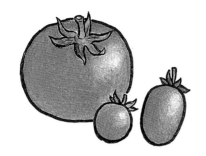

トマト

夏を代表する野菜のトマト。さまざまな種類のトマトが野菜売り場をにぎやかにしていますね。近年では、リコペンという成分が多く含まれるなど、健康によいイメージから注目されています。

トマトの赤色は太陽の恵みがたっぷり

　日本のスーパーなどの店頭で売られているおなじみのトマトは、断面がピンク色。世界では真っ赤な色のトマトが主流です。近年トマトに含まれるリコペンが注目されたり、イタリア料理が広まった影響で、以前よりも店頭に真っ赤なトマトが出回るようになってきました。

　ビニールハウスなどで育てられるサラダに使うトマトは、支柱で茎を支えながら、脇芽を摘み、上へ上へと伸びるように育てられます。一方、トマトケチャップや缶詰などに使われるトマトは、支柱を使わず地面をはわせるようにして育てられ、真っ赤に完熟させてから収穫されます。抗酸化成分で知られているリコペンの量は、太陽を浴びて赤く熟すに従い大幅に増えていくようです。

イタリアの「おふくろの味」

　イタリアでは、夏の終わりに、各家庭で一年分のトマトソースを作ります。出来上がったトマトソースを消毒したビンなどに密封して保管し、日々の料理に使っているようです。実はトマトは旨味成分であるグルタミン酸、アスパラギン酸の宝庫。イタリアの家庭のトマトソースは、イタリア版おふくろの味。日本のみそやしょうゆと同じ存在なのですね。

リコペンのちから

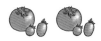

リコペンは、赤や黄色などの色素であるカロテノイドの一つで、特に強い抗酸化作用があることが知られています。その力は、β-カロテンの2倍、ビタミンEの100倍ともいわれています。

抗酸化作用

過剰にとると生活習慣病の原因になるといわれている活性酸素を増やさないように、体を守ってくれる働きのこと。

バランスのよい食事を心がけたうえで、旬のトマトを毎日の食事に少しずつ取り入れてみましょう。

※トマトはカリウムも含みます（トマト中1個〈200g〉当たり、カリウム420mg）。カリウムの摂取を制限されている方は摂取量を守り、とりすぎに気をつけましょう。

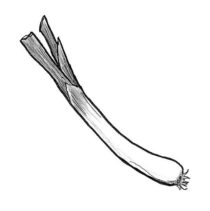

長ねぎ

　長ねぎはもっぱら料理の脇役として使われますが、和洋中とそれぞれに利用できる、万能野菜です。また古くから風邪の民間療法に用いられてきた、体を温める食材でもあります。

健康によい免疫力を高める食べ物

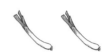

　「根深ねぎ」とも呼ばれる、白い茎の部分が長いねぎ。葉ねぎを好む関西とは対照的に関東で好まれています。別名「白ねぎ」とも呼ばれ、栽培のときに根本部分に土盛りをして、日光に当たらない部分を多くしたものです。特有の匂いがあり、生食すると辛みがありますが、煮込むと甘くとろりとした口当たりになります。根深ねぎの旬は秋から冬、有名な下仁田ねぎは冬場しか出回らないので冬の味覚として賞味したいものです。

長ねぎの特有な香りは？

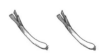

　ねぎの特有の香りは玉ねぎやにら、にんにく、らっきょうなどと同じ香りの成分硫化アリルが含まれているためで、殺菌作用とともに疲労回復に欠かせないビタミンB_1の吸収を助ける作用があるとされ、たんぱく質の消化や胃液の分泌を促し発汗作用を高めます。ビタミンB_1の多い豚肉や牛肉、卵などと一緒に調理するとよいでしょう。硫化アリルは白い茎の部分に多く含まれますが、葉の部分には葉酸や、β-カロテン、ビタミンＣが豊富です。

硫化アリルの上手なとり方

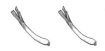

硫化アリルは揮発性のため切った生の状態が最も効果があり、長く加熱したり水にさらしすぎると効果が薄れます。食べる直前に加えるのがポイントです。

風邪を引いたときにおすすめ「ぞうさんゆ」

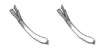

〈ぞうさんゆ〉

血行をよくして体を温め、肩こりや疲労の蓄積を防ぎましょう。

栄養価 （一杯分）

エネルギー83kcal ／たんぱく質6.4g ／脂質8.4g ／糖質3.8g ／塩分0.6g

材料

長ねぎ	………	10cm（白い部分）
みそ	………	小さじ1
かつお節	………	ひとつかみ
卵	………	1/2個（お好みで）
熱湯	………	150ml

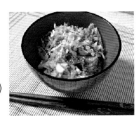
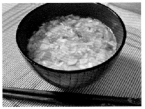

作り方

1　長ねぎはざっくりとした、みじん切りにする。

2　お椀に卵を溶き、長ねぎ、みそ、かつお節を入れ熱湯を注いで出来上がり。

★しょうがを入れたり、梅干しをつぶしながらいただいてもおいしいです。

★風邪のひき始めは、体を温め充分な睡眠をとりましょう。

な す

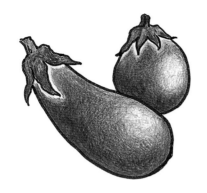

　夏の代表的な野菜の一つのなす。どのような食材にも調理方法にも合う万能野菜です。調理のコツを掴んで、おいしくいただきましょう。

熱を冷ます効果は野菜のなかで№1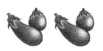

　奈良時代、中国から伝わったなすは、漢方では体を冷やす野菜として、鎮痛や消炎のために使われてきました。血行の促進や利尿作用にも優れ、「秋なすは嫁に食わすな」ということわざも、体を冷やすことにより流産を心配する気遣いから生まれた、という説が有力です。

　主な栄養は皮に含まれる色素成分のナスニン。強い抗酸化作用があるアントシアニン系の色素で、コレステロールの酸化を防いだり、細胞の老化やがんを防ぐ効果があるとされています。ブルーベリーなどのアントシアニンと同様に目の疲労を和らげたり、視力の回復を助ける効果も期待されている栄養素です。また、ポリフェノールの一種のクロロゲン酸も生活習慣病の予防と改善に効果があるとされています。

調理の組み合わせとコツ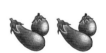

　ナスニンは皮の部分に含まれます。皮も一緒に食べましょう。油との相性がよく、揚げたり炒めたりすることで甘みが増し、夏場のスタミナ強化にも役立ちます。ただし吸油率が高いので、ダイエット中の方は要注意です。大きめに切って吸油率を抑えたり、揚がった後に熱湯をかけて油切りをすると余分な油をカットできます。また、秋ナスになるとアクが強くなるので、アク抜きも忘れずに(ナスニンは水溶性なので、アク抜きのための水にさらす時間は短めに)。

なすの選び方と保存方法

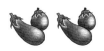

　皮の紫色にムラがなくつやと張りがあるもの、へたがとがっていて触ると痛いくらいのものが新鮮です。比較的日持ちしますが、冷気に当たると、しぼんだり種のまわりが茶色く変色しやすくなるため、新聞紙に包んだり、ポリ袋に入れて口を縛らずに冷蔵庫の野菜室で保管しましょう。

干しなす

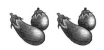

　ザルなどに並べて天日で干すと、2～3時間の半干しでも驚くほど旨味がアップします。水分をすっかりとばして乾物になったら長期保存も可能です。食べるときは水で戻してから煮物や汁物の具などにするとよいでしょう。

保存がきくのは「焼きなす」

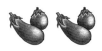

　焼きなすの皮をむいて、ラップに包み冷凍保存しましょう。炒めものや汁物の具材としてすぐに使えます。保存も約1カ月もつので、うまく冷凍保存を活用しましょう。

焼きなす

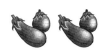

　へたのつけ根の下のほうへ一周包丁で浅く切れ目を入れガクをとります。0.5～1cm幅程度の間隔で縦に包丁で切れ目を入れ、グリルになすを並べ5分したら裏返し、さらに4～5分焼きます。冷水にとり、ヘタをのこして皮をむきましょう。

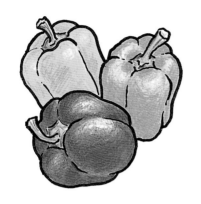

パプリカ

緑や赤、黄色、オレンジなど彩り豊かなパプリカ。唐辛子の仲間ですが、甘みが強く苦みがないため生でも食べられます。また、煮込み料理や皮をむいてマリネにするなど西洋料理には欠かせない野菜です。

パプリカとピーマンの違い

パプリカとピーマンは、同じ唐辛子の仲間ですが明確な違いや定義はなく、実の厚みや味で区別されています。

パプリカは普通の緑色のピーマンに比べて肉厚でジューシーな食感があり、味わいも甘くさわやかです。栄養面でみると、ビタミンA、C、E、カリウムなどが豊富に含まれており、特にビタミンCとβ-カロテンはほかの野菜に比べ多く含まれています。

赤や黄色などカラフルなものにカラーピーマンがありますが、こちらは緑色のピーマンが熟してから収穫したものでパプリカとは異なります。

調理のポイント

熱に弱いビタミンCですが、パプリカに含まれるビタミンCは熱に強く壊れにくいという特徴を持ちます。特にビタミンEを多く含むオリーブオイルと一緒に摂ると、ビタミンCの抗酸化作用が高まります。油と一緒に摂ることでβ-カロテンの吸収率も高まります。炒めたり、オイルに漬けてマリネにすると良いでしょう。

パプリカの選び方と保存方法

肉厚でやわらかく、シワのないみずみずしいものを選びましょう。

果柄（へたから伸びている茎のような部分）は緑色で切り口が新しく、ハリとつやがあるものがよいでしょう。

保存方法は、ビニール袋に入れて冷蔵庫の野菜室で保存します。水がついているとそこから傷みやすくなるので表面をペーパータオルでふいてから保存しましょう。保存の目安は１週間程度です。

レンジでできるパプリカの皮むき

1　パプリカを縦半分に切り、種とへたを取る。
2　皮側を上にして耐熱皿にのせてラップをかけ、様子をみながら電子レンジ600wで３分加熱する（加熱の目安はしんなりするまでです）。
3　パプリカをひっくり返してさらに３分加熱する。
4　粗熱がとれるまで、ラップをかけたまま蒸らす。
5　粗熱がとれたら手で皮をむく。
※皮をむくことでマリネや離乳食などを作る際に食感がよくなり、味も染み込みやすくなります。

ピーマン

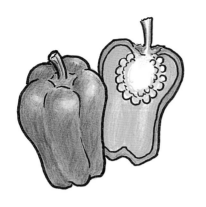

夏野菜の定番ピーマンは食卓ではおなじみの野菜ですね。あの苦味が苦手という方もいるのではないでしょうか。実は苦味成分に栄養がたっぷりなんです。

ピーマンの栄養

★ピーマンとは

辛味の少ない唐辛子の一種で、一部品種の違うものもありますが（例：パプリカなど）一般的にピーマンと呼ばれる青ピーマンは未熟な緑色の実を収穫したもの。完熟させたものが赤ピーマンです。ビタミンのなかでも抗酸化作用が強いβ-カロテン、ビタミンC・Eを多く含み、夏場の体力回復に欠かせない野菜です。

〈β-カロテン〉 ※100g での比較
トマト（1/2個）540μg ＞ピーマン（2個）400μg ＞きゅうり（1本）330μg

★臭気（苦味）成分ピラジン、辛味成分カプサイシン

苦味のもととなる成分はピラジンと呼ばれるもので、血液の老廃物を取り除き、血栓を防いで動脈硬化や心筋梗塞を予防する効果があるとされています。

また、唐辛子類に多く含まれている辛味成分のカプサイシンも少量ながら含んでおり、新陳代謝を高め、夏バテの回復なども早めてくれます。

★お肌のトラブルを解決

ピーマンの栄養成分で多いのがビタミンC。特にピーマンに含まれるビタミンCは熱に強く、コラーゲンの合成を促進する作用を持ち、ビタミンEとともに毛細血管を健康に保つ働きもあるので、肌のトラブルを改善するうえで有効に作用します。

ピーマンを食べるときのポイント

　切り方として、細胞が縦方向に並んでいるので細胞を壊すように横切りにすると苦みが増してしまいます。苦みが苦手という方は縦に切りましょう。脂溶性のビタミンを多く含むので、油との相性は抜群。熱にも強いので炒め物に使うほか、肉詰めなどの料理でも独特のほろ苦さがおいしく味わえます。ビタミンEは細胞の老化防止に有効に働き、油を使った料理と合わせて食べると効率よく摂取されます。苦味が苦手でなければ、ドレッシングをかけたサラダなどの具材として生で食べてもよいでしょう。色よく仕上げたいときは熱湯にくぐらせると色鮮やかな緑色を保つことができます。

ピーマンの保存方法

　皮につやとハリがあり、肉厚なものが良品です。へたの部分から傷んでくるので、買うときはまずこの部分のチェックから。冷蔵庫での保存が基本ですが、水気に弱いため、水分をしっかり拭きとってからポリ袋などに入れてきっちり密閉し、野菜室にしまいます。

　冷凍保存するときは細切りにし、かために塩ゆでをしてから冷凍しましょう。下ゆでしてあるので調理の工程を省ける、長持ちする（１カ月ほど）など、多くに活用できます。

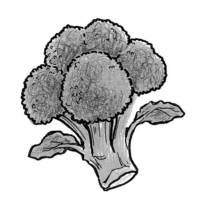

ブロッコリー

1970年代から、緑黄色野菜の人気とともに普及したブロッコリーはカリフラワーと同じくアブラナ科の野菜で、キャベツを品種改良して生まれました。おいしい旬は11〜3月です。栄養に優れているだけでなく、さまざまな料理の彩りとしても活躍します。

ブロッコリーの栄養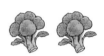

ブロッコリーはβ-カロテン、ビタミンB群・C・E・Kなど多種類のビタミンを豊富に含んでいます。

★ビタミンCはキャベツの3倍

含有量は100g中120mgと、ビタミンのなかでも群を抜いて多く含まれています。

ビタミンCは、風邪などのウイルス抵抗や肌荒れ・シミ予防に有効です。

★スルフォラファン

アメリカの国立ガン研究所が作成した「がん予防が期待できる食べ物」上位にランキングされているブロッコリー。アブラナ科の野菜に含まれる辛み成分のスルフォラファンには抗酸化作用と解毒作用があり、がんに有効であると報告されています。

調理のコツ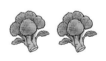

油と組み合わせて

β-カロテンの吸収をよくするために、油と組み合わせた調理をしましょう。ゆでてシンプルに食べる場合も、ドレッシングやマヨネーズをつけるとよいでしょう。ただし調味料に含まれる酸の働きで、緑色が変色してしまうためすぐにいただきましょう。

ゆでる時間は短縮で

下ゆでするとビタミンCが損なわれやすくなります。フライパンにブロッ

コリーが半分浸かるぐらいの水と、塩を一つまみ入れてふたをし、強火で3分ほど蒸しゆですると味も栄養も損なわれにくく、おすすめです。

茎もおいしくいただこう

茎には甘みがあり食物繊維など栄養も豊富です。捨てずに、皮をむいて薄切りにしてから塩ゆでして利用しましょう。炒め物、クリーム煮などによいでしょう。

選び方と保存方法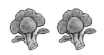

つぼみが密集して固くしまり、緑色の濃いものがよいでしょう。日が経つにつれ、つぼみが開き栄養価も落ちるので、冷蔵庫なら2～3日で食べ切るようにしましょう。

〈便利な冷凍保存〉

かためにゆでて、ジッパー付きのポリ袋に入れ、冷凍庫で1カ月ほど保存が可能です。

ブロッコリーとカリフラワーの違い

見た目が似ているブロッコリーとカリフラワーですが、ブロッコリーが突然変異したのち、品種改良してできたのがカリフラワーだと言われています。

どちらもビタミンCが豊富ですが、ブロッコリーの方が多く含まれます。しかし、茹でた時にビタミンCが損なわれやすいのもブロッコリーで、茹でたものではブロッコリーもカリフラワーもビタミンCの含有量はほぼ同じになります。

（ビタミンC含有量100g中　ブロッコリー生：120mg、茹で：54mg　カリフラワー生：81mg、茹で：53mg）

また、ブロッコリーはクロロフィルやカロテンといった色素成分が多く含まれますが、色の白いカリフラワーではこれらの成分はほとんど含まれません。

みょうが

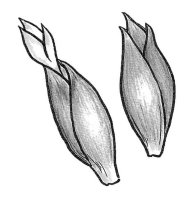

暑い夏の最中、さわやかな香りで食欲を引き立たせ、夏バテ予防へつなげてくれるみょうが。脇役ですが夏の料理には欠かせない存在の香味野菜ですね。

みょうがについて

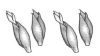

　みょうがの歴史は古く、漢方では消炎や解毒の作用がある生薬として主に煎じ薬や外用薬として利用されてきました。本州から沖縄までの日本各地に自生している香味植物ですが、食用として栽培しているのは日本だけとなります。

　私たちが普段食べているのは、みょうがの地下茎から出る花穂で、花みょうがとも呼ばれています。6～8月に出る夏みょうがは少し小ぶりのもの、8～10月に出る秋みょうがは大きく、色も鮮やかなものとなっています。

　一方、若い茎を軟白栽培し、ほんの少しだけ日に当てて赤みをつけたものをみょうがたけと呼んでいます。

みょうがの栄養

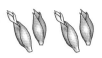

　日本料理と相性のよい独特の香りはα－ピネンという精油成分から来ています。さわやかな香味には、夏の暑さで低下しがちな食欲を増進させる効果もあり、胃の消化を助ける働きもあります。

　また、種類としては生姜の仲間であることから、生姜と同様に体を温める作用があり、血行や発汗を促したり、反対に体温を調節して発熱を抑える効果もあるとされています。

みょうがの食べ方

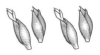

　α-ピネンは揮発性なので、生で刻んで和える食べ方がおすすめです。アクはありますが、近年ファイトケミカルという強い香りなどに含まれる抗酸化成分の働きによる疾患予防が注目されています。水洗い程度の下処理で済ませましょう。

　また、みょうがに不足しがちな栄養素としてたんぱく質・脂質・ビタミン B_1 などがあげられます。ほかの野菜とともにぬか漬けにしたり、大豆製品と合わせておかずにしたり、豚肉の冷しゃぶに刻んで添えたりすると不足した栄養が補えます。それらの組み合わせはストレスを緩和し、疲労回復効果も期待できます。

レタス

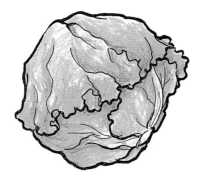

　生食でちぎってそのまま食べられる、シャキシャキとした食感が魅力のレタス。サンドイッチやスープの具、ソテーなど、諸々に調理され各家庭から料理店と広く用いられる食材です。主な産地は長野県で、全国の3分の1を出荷しています。

レタスの種類

　レタスの種類は大きく分けると4つのタイプがあります。

★カッティングレタス（掻きチシャ）
　サンチュなどがこれに当たります。日本では導入が最も古いレタスで、多くの場合は生食せずゆでてお浸し、みそ和えなどにして消費してきました。

★立ちレタス（立ちチシャ）
　結球性のレタス。ロメインレタス、コスレタスとも呼ばれます。シーザーサラダでは本来この種類を用い、アメリカではレタスの約3割がこの種類だそうです。

★リーフレタス（葉チシャ）
　非結球のレタス。サニーレタスやグリーンリーフなどがこれに当たります。サニーレタスの赤色はアントシアニンが発現したものです。

★ヘッドレタス（玉チシャ）
　クリスプヘッド型とバターヘッド型に分かれ、前者は日本で一般的なレタスとして普及しているものです。後者はサラダ菜の名称で通っており、結球が緩いのが特徴です。

レタスの栄養

　レタスは約95％が水分でカロリーも生100gで15kcalと、とてもヘルシーな野菜です。特出した栄養価はありませんが、β-カロテンやビタミンB群、ビタミンC、カリウム、葉酸などさまざまなビタミンやミネラルを含みます。新鮮なレタスを切ると白い乳状の苦い液体が滲出しますが、これはポリフェノールの一種です。

レタスの下処理

　レタスをまるごと使い切る場合は、レタスの底にある軸の部分を中に押し込むようにポンと強く叩くと、葉のつけ根と軸が外れ、軸だけ取りやすくなります。また、使う分の葉を数分水に浸しておけばシャキッとします。ちぎったあと水に浸してしまうと栄養成分が流れ出てしまうので、ちぎる前に水に浸すようにしましょう。

レタスの保存方法

　レタスは乾燥させないように、濡れた新聞紙などで包んで袋に入れるか、霧吹きなどで水を吹きつけてから袋に入れて冷蔵庫の野菜庫に入れましょう。湿らせたコットンを根元に当てて保存するのもおすすめです。葉先が上を向くように保存すると長持ちします。

レタスをおいしくするワンポイント！

- 巻き物料理に最適

　さっと湯をかけてしんなりさせると、色々な具を包んで食べる料理に利用できます。生で食べるよりもカサが減り、たくさん食べることができます。

- レタスの加熱は一瞬にする

　レタスを加熱する時は、短時間が基本です。茹でる時は、お湯にくぐらせる程度、炒める時は盛り付ける直前に加えるようにしましょう。

- 切るときは手で

　葉は包丁で繊維を断ち切ると、栄養が流出しやすくなるのと、包丁の鉄で酸化するので、手でちぎりましょう。

か　ぶ

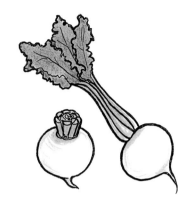

かぶは歴史のある野菜で、原産地は西アジアやヨーロッパといわれます。民話である「大きなかぶ」は有名ですね。また日本では春の七草の一つ、すずなとしても親しまれています。

余すことなく上手に料理を

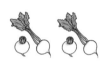

かぶは、葉の部分の緑黄色野菜と、白い根の部分の淡色野菜を両方兼ねそなえた優れた野菜です。アクが少ないため、漬物やサラダなど生でもおいしくいただくことができます。

★葉の部分

抗酸化作用のある β-カロテン・ビタミンC、造血のビタミンである葉酸や鉄、骨粗鬆症予防のカルシウム・ビタミンKなどが豊富。

★白い根の部分

でんぷんの分解酵素であるジアスターゼが豊富。ジアスターゼは加熱で効力を失うため、生のままで食べることにより胸焼けや胃もたれの予防に効果的です。また煮物など加熱していただくことで、胃を温め冷えから起こる腹痛予防にも。根の部分よりも、葉の部分に栄養があります。葉は捨てずに調理しましょう。

調理のコツと保存方法

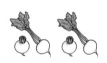

かぶはアクが少ないため、加熱調理で下ゆでの必要はありません。根の外側は筋が多いため、煮物にする場合は少し厚めに皮をむくとよいでしょう。

ただし火が通りやすいので、煮くずれに注意しましょう。

また、かぶに含まれる栄養素は熱に弱いものが多いため、生でいただく料理もおすすめします。

かぶの保存は葉と根を切り離すことがポイントです。葉つきのまま保存すると根の栄養が葉に移行し、また水分も蒸発しやすく、しなびやすくなります。葉と根を切り離し、新聞紙などに包み冷蔵庫で保存しましょう。

"ご当地名物のかぶたち"

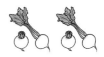

『日本書記』にも記載のあるかぶは、長い栽培歴史の中で各地に根づき、さまざまな品種が生まれました。

日本のかぶには東洋型と西洋型があり関ヶ原付近を境に分布が分かれています。

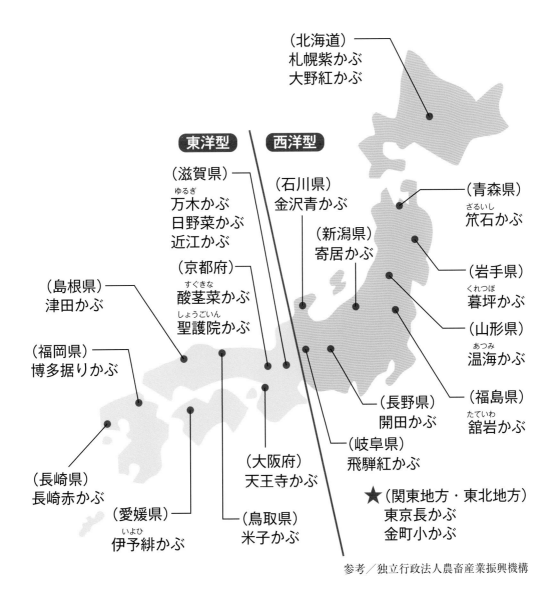

東洋型　**西洋型**

（北海道）
札幌紫かぶ
大野紅かぶ

（滋賀県）
万木かぶ（ゆるぎ）
日野菜かぶ
近江かぶ

（京都府）
酸茎菜かぶ（すぐきな）
聖護院かぶ（しょうごいん）

（島根県）
津田かぶ

（福岡県）
博多据りかぶ

（長崎県）
長崎赤かぶ

（愛媛県）
伊予緋かぶ（いよひ）

（鳥取県）
米子かぶ

（大阪府）
天王寺かぶ

（石川県）
金沢青かぶ

（新潟県）
寄居かぶ

（青森県）
笊石かぶ（ざるいし）

（岩手県）
暮坪かぶ（くれつぼ）

（山形県）
温海かぶ（あつみ）

（福島県）
舘岩かぶ（たていわ）

（長野県）
開田かぶ

（岐阜県）
飛騨紅かぶ

★（関東地方・東北地方）
東京長かぶ
金町小かぶ

参考／独立行政法人農畜産業振興機構

■かぶのあっさり甘酢あえ ……………………………………………………… 190
■かぶのぴりとろスープ ……………………………………………………… 209

ごぼう

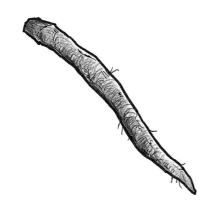

ユーラシア大陸北部原産で、平安時代に中国から薬草として渡来したといわれているごぼう。独特の香りや歯ごたえを持ち、古くから親しまれていますが、日本以外で食べている国はほとんどないようです。

ごぼうの栄養

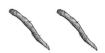

ごぼうに多く含まれる栄養といえば、まずは食物繊維です。野菜に含まれる食物繊維は、その多くが水に溶けない不溶性に偏っていますが、ごぼうの場合は不溶性（リグニン）と水溶性（イヌリン）の食物繊維をともに多く含んでいる点に大きな特徴があります。

★水溶性食物繊維

　水溶性食物繊維の働きとして知られるのは、血糖値の上昇を抑えたり、コレステロールの吸収を妨げて体外に排出する作用。食物繊維の働きにより、糖尿病をはじめとする生活習慣病全般の予防に効果が期待されています。

★不溶性食物繊維

　不溶性食物繊維は、腸の蠕動運動を活発にするため、腸の働きを整え、大腸がんを防ぐ効果があるとされています。

　さらに、ごぼうのアクの主成分であるポリフェノールは、強い抗酸化力を持ち、がん細胞の発生や老化を抑制するパワーが注目されています。水にさらすと出るアクの色は、実はポリフェノール。皮につまった旨味成分も抜けてしまうので、アク抜きの必要はありません。ごぼうのポリフェノールにはにおいを消す効果があるため、肉や魚との相性もいい野菜です。

ごぼうの得する選び方と保存方法

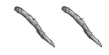

　直径2cmほどまでの太さで、皮に傷のないものを。スーパーでは洗いごぼうが目につきますが、土つきのほうが鮮度が保たれます。保存は、土つきなら新聞紙にくるんで冷暗所へ。洗いごぼうは乾燥を防ぐためにラップでくるんで冷蔵庫の野菜室に入れ、なるべく早めに食べましょう。

調理と組み合わせのコツ

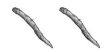

　ビタミン類全般をはじめ、ごぼうに不足している栄養素を豊富に持つ食材を組み合わせた調理法を工夫しましょう。定番の惣菜でもあるきんぴらごぼうやたたきごぼうはβ-カロテンが豊富なにんじんや、カルシウムに富むごまを合わせることで栄養バランスを高めた理想的なメニュー。不足するビタミンB群やビタミンAを補える、ビタミンB_1をたっぷり含む豚肉や、ビタミンAの多いうなぎとの組み合わせも、栄養バランスがよくなります。ごぼうの香りは魚や肉の風味を引き立てるので、豚汁などにも合います。

ごぼうの下処理の方法

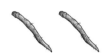

　ごぼうの香りやうま味は、皮の部分に含まれているので、泥や汚れをたわしなどでこすってよく洗い、表面の皮をこそげ落とす程度にしましょう。

ワンポイント

・1度丸めてから広げたアルミホイルを巻いてこすれば、簡単に皮がとれます。皮もホイルごと捨てられるので、後片付けもラクです。

ワンポイント

・ささがきが苦手な人は、ピーラーを使ってみましょう。ごぼうの厚さが均一になります。平らな場所に安定させて、ピーラーを軽くあてるのがコツです。

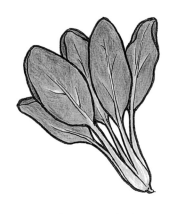

小松菜

冬野菜の代表の一つである小松菜。独特な後味が苦手な方も多いのではと思いますが、実は栄養価が高く、特に女性にうれしい栄養素が豊富に含まれています。

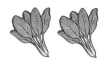

小松菜の栄養

★小松菜とは

　江戸時代以降に東京の小松川地区で栽培され、その地名から「小松菜」の名前がついたといわれています。寒さに強い緑黄色野菜の一つで、体内に吸収されるとビタミンAに変わるβ-カロテンを豊富に含むほか、ミネラル類も多く含まれます。

★野菜のなかでも豊富なカルシウムと鉄分

　小松菜はカルシウムが多い野菜として知られています。その量は実にほうれん草の約4倍。そして鉄分もほうれん草を上回ります。カルシウムや鉄分は、血液や骨の形成に欠かせない栄養素。女性に多いといわれている貧血や骨粗鬆症を予防するためにも、日々とり入れたい野菜ですね。

★目や皮膚のトラブル改善に

　β-カロテンは体内でビタミンAに変化し、主に目や皮膚、粘膜全般の機能を健やかに保つほか、免疫力の低下が原因で風邪をひく、皮膚が乾燥するといった症状の予防に大切な栄養素です。

小松菜を食べるときのポイント

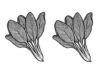

　β-カロテンは油と一緒にとると吸収率が高まります。ほうれん草と違い、小松菜自体のアクやくせは少ないので、下ゆでせずにそのままごま油などで炒めてもおいしく食べられます。おひたしにする場合はビタミンCが失われないよう、ゆでる時間を極力短くしましょう。小松菜に油揚げを加えた煮びたし

は味もよく、より効率よくビタミンやミネラルを摂取できます。そのほか、みそ汁や雑煮などの具として使うのもよいでしょう。

小松菜の選び方と保存方法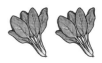

　購入時の選び方は、丈が短めで葉肉が厚く、濃い緑色の葉っぱを目印に。ただし葉脈が発達しすぎていると歯ざわりが悪いので、やわらかそうなものを選びましょう。

　水で湿らせた新聞紙で包み、ポリ袋に入れて冷蔵庫の野菜室で保存しましょう。ほうれん草より鮮度が早く落ちやすいので、なるべく早めに食べることをおすすめします。

切干大根

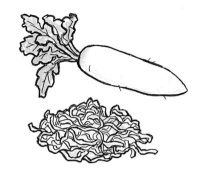

　乾物の代表ともいえる切干大根。乾燥させているので長持ちし、野菜の種類が少なくなる冬場ではうれしい常備野菜ですね。旨味がぎゅっと凝縮され栄養が豊富なところも魅力の一つです。

切干大根の栄養

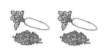

★鉄分（生の大根の約2倍）　※100g 当たりの比較

　貧血の症状を予防したり、やわらげる効果があります。また免疫力を高める効果も期待されています。レバーも鉄分が多い食品として知られていますが、それと比べても2倍以上の鉄分が含まれていることがわかっています。貧血症状が多くみられる女性や、鉄分はとりたいけれどレバーが苦手な方におすすめの食品です。

★カルシウム（生の大根の約2.5倍）　※100g 当たりの比較

　カルシウムは骨や歯の形成に欠かせない栄養素で、常備野菜で保存しておける切干大根から手軽にとれるのはうれしいことですね。

　骨の形成だけでなく、生活習慣病の予防や免疫力の向上にも有効で特に骨粗鬆症や栄養不足になりがちな高齢の方に積極的にとっていただきたい食品です。

★食物繊維（生の大根の約2.8倍）　※100g 当たりの比較

　食物繊維は便通を促したり、糖尿病や脂質異常症を予防したりと、私たちの体にとってうれしい作用をもたらしてくれる栄養素です。整腸作用や、老廃物を排出し美肌効果も期待できます。

切干大根を食べるときの注意点

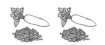

　切干大根はカリウムという栄養素が特に多く含まれます（生の大根の約3.7倍）。カリウムは体内から過剰なナトリウムを排出し、水分のバランスを調節したり、老廃物を取り除いたりするので高血圧予防・動脈硬化予防が期待されますが、カリウムの摂取制限がある方は医師の指示に従ってとりましょう。

　山に雪が降り始める"小雪"の頃、大根の産地である静岡県三島では、大根干しの櫓が建ちます。

　干し野菜は家庭でも簡単に作れます。カラカラに乾燥させなくても、少し水分をとばすだけでもよいでしょう。まずは大根、きのこ類、なすなどから始めてみましょう。

大根

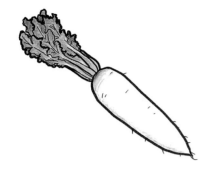

大根は、日本最古の書物『古事記』にも記載があり、春の七草のひとつ "すずしろ" として親しまれてきました。おでん・ふろふき大根・鍋・みぞれ煮など、いろいろなメニューが浮かびますね。

胃にやさしい大根の成分は3つ

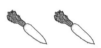

★ジアスターゼ　大根や長いもなどに含まれます

ジアスターゼとは、でんぷんの分解を促進する消化酵素のことです。胃腸の働きを助け消化不良を解消したり、胃酸をコントロールして胃もたれや胸やけを防止する働きがあります。ただ、ジアスターゼは加熱に弱いという性質があるため、大根おろしや、やまかけ（長いもをすりおろしたもの）のように生で食べる方法がいちばん効果的。また、酵素は酸化されやすく、空気にふれると減ってしまう性質もあるため、おろすタイミングは食べる直前にしましょう。

★プロテアーゼ　大根・パパイヤ・キウイ・パイナップルなどに含まれます

摂取したたんぱく質を分解し、吸収するのを助ける働きがあります。肉とパイナップルを一緒にすると肉がやわらかくなるのは、プロテアーゼの働きがあるからです。卵焼きや焼き魚に大根おろしを添えることで、たんぱく質が分解されやすくなります。

★リパーゼ　脂質の消化を助ける働きがあります

天ぷらやハンバーグなど脂っぽい料理に大根おろしを添えることは、理にかなっているのですね。

大根の葉の栄養は高い

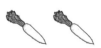

大根の葉はカロテン、ビタミンＣ、カルシウム、食物繊維が豊富です。葉がついている大根は、最近スーパーであまり見かけなくなりましたが、ついているものがあれば、購入し料理の彩りや独特のほろ苦さを楽しみましょう。

料理に合った部位を使いましょう

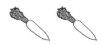

★**大根の上の部分** 甘味が強く、ややかためなのでおろしやサラダなど生で食べるときに使います。

★**大根の中央部分** やわらかい中央部分は、色もきれいなので煮物がおすすめ。

★**大根の先端部分** 辛味が強いので、その特性を生かし、薬味に使っても。

辛味は部位で違う

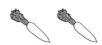

1本の大根なのに、部位によって辛さが違うのは、辛味成分の〝イソチオシアネート〟の含まれる量が異なるため。根の先端に近づくほどその量は多くなり、葉に近い部位の約10倍になります。

ひと手間加えて

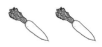

ティーパックにスプーン1杯程度のお米を入れて、大根と一緒に茹でると、アクと苦味がとれて、より一層おいしくいただけます。

冷凍保存はすりおろして

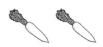

意外に傷みやすい大根は、食感が変わりやすいので新鮮なうちにおろして冷凍しましょう。水気をきるときは手で絞らずにザルの上にのせておこないます。無理に絞るとパサパサになるだけでなく辛味が増してしまうためです。製氷皿に入れて凍らせたり、密閉袋へ入れて薄い板状にして使いやすくしましょう。

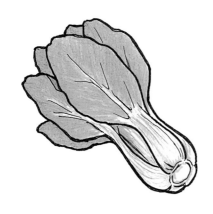

青梗菜 (チンゲンサイ)

　1972年の日中国交回復以降、さまざまな中国野菜が日本に紹介され、その中でも青梗菜は日本人に好まれ、一般的に食べられるようになりました。アクが少なくシャキシャキとした食感は、中華・和食・洋食とさまざまなレシピにマッチします。

れっきとした緑黄色野菜

　アクが少なく、浅漬けなどで生でも食べられる青梗菜ですが、栄養豊富な緑黄色野菜の仲間になります。厚生労働省が定めた緑黄色野菜の基準は「原則として可食部100gあたりカロテン含有量が600μg以上の野菜」とされ、青梗菜は2000μgと含有量が多い緑黄色野菜です。

β-カロテンはピーマンの5倍

　抗酸化作用を代表とするβ-カロテン、ビタミンC、ビタミンEや、骨形成に重要なビタミンKやカルシウムも豊富に含まれています。

調理のコツ

油と組み合わせて！

　β-カロテンの吸収をよくするために、油と組み合わせた調理をしましょう。さっと炒めることで歯ごたえよく、色も鮮やかになります。

たんぱく質と組み合わせて！

　肉や魚、卵、乳・大豆製品などのたんぱく質と組み合わせると相性もよく、β-カロテンやカルシウムの吸収率がアップします。

便利に冷凍保存！

　新鮮なうちに生のまま食べやすくカットし、保存袋に入れて冷凍保存もおすすめです。青梗菜はアクが少ないのでゆでる下処理は不要です。必要なときに凍ったまま取り出して使えるので、毎日のお弁当の食材のひとつとしても活躍します。2～3週間は保存が効きます。

おいしい青梗菜の選び方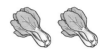

・葉がしっかりしていて茎が肉厚なもの。
・葉の幅が広くやわらかいもの。
・切り口が新鮮なもの。
・緑色が淡くてつやがあるもの（色が濃いと育ちすぎて固くなります）。

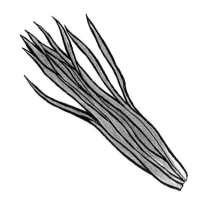

にら

　スタミナ野菜の代表ともいえるにらは東アジア原産です。日本でも『古事記』『万葉集』に記載があり、薬草として古くから利用されてきました。野菜として全国各地で栽培されるようになったのは、戦後からと伝えられています。

意外と知らない "にら" のこと

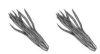

　にらの根元の白い部分。切り捨ててしまう人も多いのではないでしょうか？
　根元の部分には香りと味のもととなるアリシンが葉先の約４倍含まれています。旨味とシャキシャキ感を残すためにも、切り捨てないようにしましょう。
　また、にらには種類があり、「黄にら」や「花にら」がその代表です。黄にらは日光を当てず軟白栽培したにらのこと。見た目が美しいだけでなく、やわらかく甘みもあり、別名「にらもやし」とも呼ばれています。もう一方の花にらは葉ではなく、やわらかい花茎とつぼみを食用にします。マイルドで甘みがあり、歯ざわりがよいことが特徴です。皆さんも試してみてはいかがですか？

にらの注目栄養

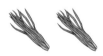

★**効能豊富な温性野菜**　体を温める効果のある温性野菜なので、食すと血行がよくなります。代謝の悪い人や虚弱体質の人は積極的にとるようにするとよいでしょう。また胃腸の働きを整える効果があることから、昔から「二日酔いには、にらのみそ汁が効く」ともいわれています。

★**にら特有の強いにおい "アリシン"**　にらの特徴のひとつとして、そのにおいがあげられます。これはアリシン（硫化アリル）が含まれているためです。アリシンはビタミン B_1 の吸収率をアップし、糖分の分解を促進するので、糖質の多い食品と一緒にとったり、ビタミン B 群の豊富なレバーなどと組み合わせると相性は抜群です。

★風邪予防や病後の回復の助けにも　血行をよくして体を温め、胃腸の働きを助けるので、風邪の予防や病後の回復の助けとなります。特にせき、のどの痛み、鼻水・鼻づまりなど回復させるにあたり、粘膜保護に必要なビタミンB₂やβ-カロテンも豊富に含まれているので、風邪予防に限らず、花粉症予防にも効果があります。免疫力をつけるためにも、春になる前から常食していきたいですね。

にらの選び方と保存方法

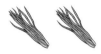

　葉がまっすぐに伸び、ピンとした張りと艶があるものを選びましょう。茎は根本の切り口がみずみずしく、適度な弾力があるほうが甘味に優れます。

　傷みやすい野菜なので、そのままではなく、キッチンペーパーとラップで包み、冷蔵庫に横にせず立てて保存し、2〜3日で食べきるようにしましょう。

白菜

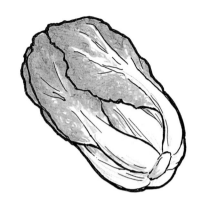

西洋のキャベツに対し東洋を代表する白菜。鍋料理の定番食材でもあり、冷え込んでこそおいしさが増すといわれる白菜は、原産地の中国では養生野菜として知られ、寒さで抵抗力が落ちやすい冬にピッタリな食材といえます。

養生三宝のひとつ白菜

　中国では古来より、白菜と大根・豆腐を合わせて「養生三宝」と呼ばれ重宝されてきました。中国の不老長寿の薬膳の考えから、胃を安定させてくれる食材といわれ、ついつい食べすぎたり、飲みすぎてしまう時にピッタリです。

白菜の栄養

　同じアブラナ科の葉野菜である青梗菜や野沢菜などに比べると栄養価の低いイメージの白菜ですが、風邪やストレスで不足しがちなビタミンCや、塩分排出を促すカリウムが多く含まれています。またキャベツに比べ糖質、カロリーともに低く、食物繊維が豊富でやわらかいのも特徴です。いも類のように腸で発酵してガスを出すこともなく胃腸にやさしい野菜といえます。

使う部位に適した調理法でおいしさアップ

★中央に近い黄色い部分
　サラダなど生で食べるのにもおすすめ。加熱すると、とろりとした食感に変化します。

★中央～外側の部分
　適度な厚みと弾力があるため煮込みや炒め物に。オーブンで焼くと旨味が凝縮されます。

★外側の部分
ほのかな苦味があり、油との相性がよいので炒め物に最適です。

白菜の保存とストック方法

　家族の少ない家庭ではカットされたものを選びますが、断面が盛り上がっているものほど鮮度が落ちているので、断面が水平で葉が詰まっているものがよいでしょう。冷え込んでいる時期は、丸ごとなら新聞紙に包んで屋外や冷暗所に立てて保存し、カットしたものは株の根元に縦に切れ目を入れると鮮度を保つことができます。余った白菜は塩もみ白菜にしてストックしておくと便利です。

塩もみ白菜

浅漬けやサラダに、炒めものにも使えます。

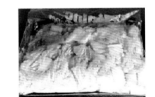

材料
白菜 ····· 750ｇ（1/4個）
塩 ············· 大さじ1弱（白菜の重量の約2％）

作り方
1　白菜を一口大に切り保存袋に入れ、塩を加えて袋の上からよくもみ込む。
2　空気を抜いて袋を閉じ、重石をのせて1時間おく。

★保存期間は、冷蔵庫で1週間を目安にしてください

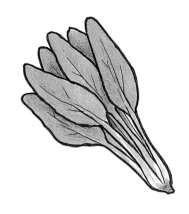

ほうれん草

和えものや炒めもの、さまざまなレシピが考えられるほうれん草。手軽に調理できるところも魅力のひとつですね。栄養が豊富なので積極的に取り入れていきたい野菜です！

ほうれん草について

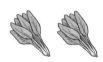

　南アジア原産から世界各地に伝わり、アジアで東洋種が、ヨーロッパで西洋種が生まれました。日本では中国から東洋種が先に伝わり、のちに西洋種が広まり、現在は両者の交配種が主流になっています。

　近年では品種改良が進み、生食用のほうれん草なども生産されるようになりました。別名ベビーリーフとして用いられることも多い「赤茎ほうれん草」。生食用に改良され水耕栽培が盛んな「サラダほうれん草」。寒さにあてて栽培することで低温ストレスを与え甘味をアップさせた「ちぢみほうれん草」など、いずれもアクが少なくやわらかな生食向きの品種が増えてきています。生で食べられるので、ゆでたときより栄養価も優れています。

買ったらその日のうちに

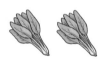

　葉先から水分がどんどん蒸発してしまうので、買いたての新鮮なうちに調理することをおすすめします。ゆで時間は強火で２分ほどで。ゆでたあとに水にさらし急激に冷やすことでアクが流れ出します。固めにゆでラップに包み、冷凍保存しておくのもよいでしょう。

　生で保存する場合は、葉先が乾かないよう、しめらせた新聞紙に包み、ビニール袋に入れ、冷蔵庫の野菜室に立てて保存をすることをおすすめします。

ほうれん草の栄養〜貧血の予防〜

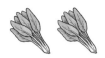

鉄、葉酸、ビタミンC、ビタミンB群

　ほうれん草はもともと鉄が豊富。加えて鉄の吸収を助けるビタミンC、造血を促す葉酸とビタミンB群など、ミネラルとともに働くビタミンが豊富です。妊娠されている方や貧血気味の方は日々の料理に取り入れてみましょう！
※ただし、鉄を多く含む動物性食品よりは、鉄の吸収率は低くなります。

　根本の赤い部分には、骨の形成に必要なマンガンが豊富に含まれています。甘味もあるので、捨てずに利用しましょう。

　収穫時期によってとれる栄養価も違います。冬収穫物は夏収穫物に比べてビタミンCがおよそ3倍にもなります。旬の時期に食す大切さがわかりますね。
※ほうれん草は結石の原因となるシュウ酸も多く含みますが、最近はアクの少ないほうれん草が多いことや、水に溶けやすい性質があることから、実際の摂取量は少なくなっていると考えられます。

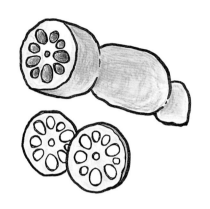

蓮根（れんこん）

　蓮根は煮物をはじめ、キンピラ、酢の物、天ぷら、サラダなどアレンジのきく野菜。穴が開いていることから「見通しがきく」「先が見通せる」として、おせちなどの縁起物として料理に使われるようになりました。

蓮根の穴

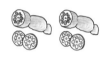

　蓮根といえば「穴の開いている野菜」ですが、この穴の意味をご存じですか？字の通り「蓮根」とは「蓮（ハス）の根？」と思われがちですが、正しくは蓮の根ではなく茎といえます。つまり私たちは蓮の茎を食しています。

　穴は中心に1個で周りに9個のものがあれば、中心が2個で周りに6個であったりとさまざまです。蓮根は水中の泥の中で育つため蓮根の穴は水上から空気を取り込むための、いわばパイプ役をしています。蓮根から葉が長く伸びそれが水上に出ている葉にも穴があるため、その穴から空気が通って蓮根（地下茎）に送られています。

蓮根の栄養

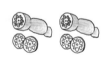

★ビタミンC

　100g中に約50mg含有し、ビタミンCを多く含むオレンジに匹敵します。本来熱に弱いビタミンCですが、じゃがいもと同じくでんぷん質であるため加熱しても壊れにくい特性があります。

★ポリフェノール

　蓮根を切ったまま放置するとアクが出て黒くなりますが、これは緑茶や柿の渋味・苦味である、ポリフェノールの一種、タンニンという成分です。タンニンには収れん作用があり、炎症の抑制効果があるため花粉症などのアレルギー反応の抑制、また抗酸化作用も期待されています。

★食物繊維

　蓮根は芋類と同じく糖質の高い野菜とされていますが、100g中に約2.0gと食物繊維が豊富です。食物繊維は腸の蠕動運動促進による便秘予防や糖尿病・高血圧・脂質異常症などの生活習慣病予防になります。

蓮根の選び方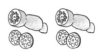

　太くふっくらしていてつやがあり、重みのあるものを選びましょう。鮮度が落ちると乾燥してつやがなくなり、切り口が変色し穴が黒ずんできます。

ひじき

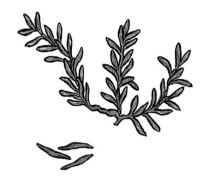

「ひじきを食べると長生きをする」という言い伝えがあり、縄文時代の貝塚からも出土していることから、古来より日本人はひじきを食べていたようです。現在では、煮物・和え物などの定番の和食からサラダ・ハンバーグなどの洋食までとり入れられています。

ひじきの種類

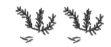

芽ひじき

「米ひじき」「姫ひじき」とも呼ばれ、ひじきの葉の部分を指します。口当たりのいい食感があり、サラダや混ぜごはんに最適です。

長ひじき

「茎ひじき」とも呼ばれ、ひじきの茎の部分を指します。芽ひじきより歯ごたえがあり、炒め物や煮物に最適です。

寒ひじき

「早どれひじき」とも呼ばれ、冬の寒い時期に採取される若いひじき。茎が細くて、やわらかく上品な味わいが特徴です。

低カロリーだけじゃないひじきの栄養

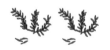

〈ひじきの栄養成分〉　1食／約35g（乾燥5g当たり）

エネルギー	カルシウム	マグネシウム	鉄	食物繊維
7 kcal	50mg	32mg	2.9mg	2.6g

※日本食品標準成分表2016年版参考

牛乳1/4杯分　　牛乳1.6杯分

　上記からもわかるように、ひじきは低カロリーな食品です。カルシウムが多く含まれるのは牛乳ですがカルシウムが効率よく吸収されるにはマグネシウム

との比率があり、カルシウム：マグネシウム＝２：１のバランスがよいとされています。牛乳は１杯（200ml）当たりカルシウム110mg、マグネシウム10mgであることから、比較するとひじきは理想的なバランスといえます。

　またコレステロールの吸着や血糖値の急上昇を防ぐ食物繊維は、ごぼうの９倍。日本人の食事摂取基準（2015年版）では生活習慣病の一次予防の目標量として、男性20g・女性18g／日以上としています。ひじきのほか、わかめや昆布などの褐藻類に含まれる赤褐色の色素フコキサンチンは、抗酸化作用のほか脂肪燃焼を促進し内臓脂肪を減らすといわれています。

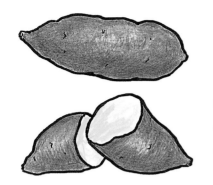

さつまいも

料理としても、スイーツとしても楽しめる秋のごちそうさつまいも。さつまいもが原料である芋焼酎は、江戸時代から盛んに造られるようになりました。

おいしいさつまいもの選び方

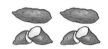

おいしいさつまいもは全体にふっくらと太く、鮮やかな紅色をしています。持ったときにずっしりと重みを感じるものを選んでください。表面に傷や変色した部分がないものを選びましょう。やせて細いものや、ヒゲ根がたくさん残っているものなどは繊維質が多い傾向があります。

さつまいもの保存方法

さつまいもは暖かいところで栽培されるものなので、冷蔵庫に入れておくと低温障害を起こし、傷みが早くなります。新聞紙などに包んで冷暗所に置くようにしましょう。適温は10〜15℃といわれ、18℃を超えると発芽し始めてしまいます。適温では数カ月は保存が可能です。真冬は冷暗所が冷蔵庫より低い温度になる可能性があるので要注意です。

さつまいもに含まれる栄養

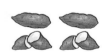

★ビタミンC

風邪の予防や疲労回復、肌荒れなどに効果があるビタミンC。さつまいもの場合、じゃがいもと同じく、でんぷんに守られて加熱しても壊れにくい特徴を持ちます。

★ビタミンE

強力な抗酸化作用があり、過剰になるとがんや様々な生活習慣病の原因にもなる活性酸素を抑える効果があります。

★食物繊維

食後の血糖値の上昇を緩やかにし、便秘の改善効果がある食物繊維。さつまいもはほかの野菜と比べ、一回あたりの食べる量が多くなるため、結果的に効率よく食物繊維をとることができます。

★カリウム

カリウムはナトリウムを体外へ排出する役割があり、高血圧予防に効果的です。水に溶けだす性質があるため、無駄なく摂取する場合は水を使わない・流れ出ない調理方法（焼きいもや天ぷら、汁ごと飲めるスープなど）がおすすめです。

★アントシアニン

紫品種のさつまいもにはアントシアニンが多く含まれています。アントシアニンはポリフェノールの一種でもあり、抗酸化作用があります。

さつまいもに含まれる "ヤラピン" とは？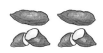

さつまいもの便秘解消効果といえば、まず注目されるのが食物繊維ですが、もう1つ鍵をにぎる栄養素が "ヤラピン" です。

さつまいもを切った時に、断面に染み出てくる白い液や、皮などについている黒っぽい樹脂状のもののことをいいます。

"ヤラピン" とは、樹脂の一種で、胃の粘膜を保護したり、腸のぜん運動を促進し、便をやわらかくする働きがあります。さつまいもに含まれる特有の成分で、加熱しても変質しないのが特徴です。

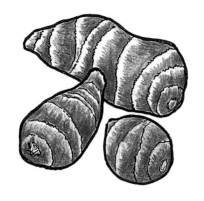

里芋

秋から冬にかけて旬の食材となる里芋。煮物やおでんの種など、さまざまな料理で活躍しますね。じゃがいもが流通していなかった江戸時代まで、芋類の代表は里芋でした。昔の日本人の貴重な栄養源だったのですね。

里芋ってそもそも何？？

　里芋は根のように見えますが、実は茎が肥大したもの。株の中心に親芋ができ、そのまわりに小さな小芋が増えていきます。里芋の品種は約9種類あるといわれています。いちばんポピュラーな品種の「土垂」は周りの小芋だけを食べるのに対し、「たけのこ芋」は親芋を食し、「えび芋」はどちらも食します。なかには「ズイキ」や「八つ頭」のようにそこから伸びる葉茎も食べる品種もあります。根から茎まで無駄がなく食べられる食品なのです。

　煮物にする場合は、皮をむいて塩でぬめりをすり落としてから、米のとぎ汁に少量の酢を加えたゆで汁で下ゆでをしておきましょう。里芋のえぐみが取り除かれ、白い芋に澄んだ煮汁の煮物が出来上がります。

里芋の注目栄養

★**里芋は生活習慣病予防に効果的**　里芋の主成分はでんぷん質ですが、水分が多いのでいも類のなかでは低カロリー・低糖質でダイエット向きな食品です。また、体内の余分なナトリウムを排出して高血圧やむくみを防ぐカリウム、糖質の分解を助けるビタミンB₁、体内の悪玉コレステロールの排出や便通を促進させる食物繊維も豊富なので、生活習慣病予防に最適の食品といえます。

★**胃の調子を整え、肝臓の保護にも**　里芋に含まれるガラクタンという成分は体内に入ると変化し、胃や腸の調子を整えるだけでなく潰瘍の予防にも作用します。また肝臓を強化する働きもあり、たんぱく質の消化吸収を助ける作用や滋養強壮作用もあるとされています。

カリウムの１日摂取目安量

成人男性2500mg、成人女性2000mg

　里芋などの芋類や、果物、野菜にはカリウムが豊富に含まれています。
医師より制限を受けている方は指示量の範囲内でとるようにしましょう。

〈カリウムを多く含む食材〉	含有量	参考：七訂日本食品標準成分表
里芋土垂中１個（50g）	320mg	
じゃがいも中１個（120ｇ）	492mg	
バナナ１本（150ｇ）	540mg	
ほうれん草（ゆで）（70ｇ）	343mg	

〈よくむける皮のむき方〉

よく洗って泥を落としたら、熱湯で３分程ゆで、冷水にとってから手でむく
と、固い外皮だけがつるりとむけます。

里芋の特徴であるぬめりや旨味も残ります。

ぬめりで手にかゆみが出てしまう方やむきづらい場合は、乾いた清潔なふきん
を使ってむくと、同じようにつるりとむけるのでおすすめです。その後、完全
には火が通っていないので、しっかり煮て火を通していきましょう。

じゃがいも

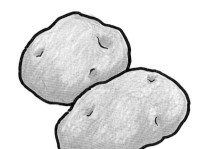

世界の五大食用作物とされるじゃがいもはドイツ、ロシア、ポーランドなどで主食とされ、でんぷんをはじめ栄養豊かな成分を含み、長期保存が可能な常備野菜です。

じゃがいもの栄養

　じゃがいもは野菜の性質と、ごはんのように主成分がでんぷんとなる両方の性質を持ちますが、糖分が少なく各種ビタミン・ミネラルや食物繊維を豊富に含みます。

　またアルカリ性の食品のため、酸性に傾きがちな肉、乳製品などが多い洋食料理との相性がよく「つけあわせの王様」といわれています。

　じゃがいものビタミンCは100g中に35mgほどで、ミカンと同等と豊富に含まれています。じゃがいものビタミンCはでんぷんで包み込まれているため熱に破壊されにくい特徴を持っています。一般の野菜や果物と同じく、じゃがいもの栄養も皮の近くに多いため、皮ごと調理し食べられる新じゃがは栄養価が高いといえます。

じゃがいもの品種の特徴と調理法

品　種	特　　徴	調理法
男　爵	肉色は白色で粉質。でんぷんが約15％と多くホクホクした食感が特徴。煮くずれしやすいが加熱してつぶす料理に向いている。	マッシュポテト ポテトサラダ コロッケ　　など
メークイン	肉色は黄白色できめ細かな粘質。煮くずれしにくく煮込み料理や炒め物に向いている。	カレー シチュー おでん　　　など
キタアカリ	肉色は黄色でやや粉質。でんぷんが約18％と多くホクホクとして甘みがありビタミンCのほかカロテンも豊富。煮くずれしやすい。	皮つきのふかしいも ベイクドポテト ポテトフライ　など

じゃがいもの保存方法

　保存性の高い野菜ですが、光に当たると光合成によって芽が出やすく皮も緑色になります。直射日光はもちろん室内の明るい場所を避け、風通しのよい冷暗所で麻袋や紙袋に入れ保存するとよいでしょう。また、芽と緑色の皮の部分はソラニンなどの有害物質があるので厚めに削ぎ、しっかり取り除き調理しましょう。

　ゆでたじゃがいもを冷凍すると、中の水分が凍って解凍したときにスカスカになってしまいますが、マッシュポテトにして繊維を壊しておくと冷凍保存が可能です。

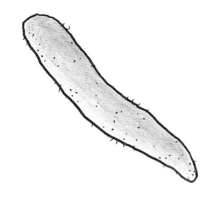

長芋

秋から冬にかけて旬の食材となる長芋。中国では古来より、その栄養価の高さから漢方としても利用されていました。生食でも食べられるのですりおろしてとろろに、千切りにしてシャキシャキと、火を通してほくほくに、いろいろな食感が楽しめます。

長芋の特性

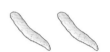

もともと山芋（やまのいも）の種類のなかに、日本に古くから栽培されている自然薯、中国から渡ったとされる長芋・つくね芋（大和芋）などがあります。

ビタミンＢ群、ビタミンＣ、食物繊維、カリウムが豊富でさらに消化酵素のジアスターゼを多く含むので胃の保護作用は高いといえます。

ただ長芋をすりおろして、とろろとして食したときに、口や手のかゆみを感じて食べるのが苦手という方も多いのではないでしょうか。かゆみの原因は長芋に含まれるシュウ酸カルシウムです。かゆみを防止したいときは、長芋を調理する前に酢水につけてから調理すると、かゆみが抑えられるでしょう。

長芋の注目栄養

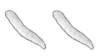

★**長芋は高血圧予防に効果的**　長芋の主成分はでんぷん質ですが、水分が多いので芋類のなかでは低カロリー・低糖質でダイエット向きな食品です。また、体内の余分なナトリウムを排出して高血圧やむくみを防ぐカリウムが豊富に含まれているので、高血圧予防に最適です。

★**胃の調子を整え、消化を助ける**　長芋に含まれる消化酵素のジアスターゼは、でんぷんなどの消化を助けるので、胃腸保護には最適な食材といえるでしょう。

★**滋養強壮効果あり。そのほかの食品と組み合わせて効果アップ**　長芋には滋養強壮効果もあります。まぐろの赤身やかつお、鶏ささみ、豆腐などの食材と合わせれば、さらにその効果を高めることができます。

カリウムの１日の摂取目安量

成人男性2500mg、成人女性2000mg

　長芋などの芋類や、果物、野菜にはカリウムが豊富に含まれています。
医師より制限を受けている方は指示量の範囲内でとるようにしましょう。

〈カリウムを多く含む食材〉	含有量	参考：七訂日本食品標準成分表
長芋中１本（100g）	430mg	
じゃがいも中１個（120g）	492mg	
バナナ１本（150g）	540mg	
ほうれん草（ゆで）（70g）	343mg	

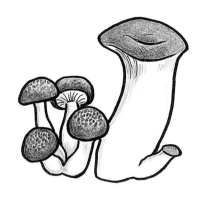

きのこ

　秋の味覚の一つでもあるきのこは、おいしいうえにヘルシーなのがうれしいですね。和洋中のどんな料理にもなじむ身近な食材なので、皆さんの家庭でもよく食卓に並んでいることでしょう。

きのこは植物？　それとも動物？

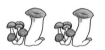

　長い間、きのこは植物の仲間とされてきました。近年、植物と動物のほかに「第三の生物」として「菌類」が認められるようになり、きのこはそれに分類されます。納豆の納豆菌、ヨーグルトの乳酸菌、しょうゆのこうじ菌と同じ仲間なのです。

きのこの旨味の訳

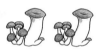

　きのこを鍋物や煮物、スープに使用すると味がグッとよくなりますが、これはきのこに含まれる旨味成分に理由があります。味には「甘味」「塩味」「酸味」「苦味」「旨味」の5つの基本の味があります。

　昆布に含まれるグルタミン酸や、かつお節のイノシン酸は有名ですが、きのこにはグアニル酸という旨味成分に加え、グルタミン酸も主要な成分となっています。そのほかに遊離アミノ酸やトレハロース、マンニトール、糖アルコールなどの糖類といったいろいろな有機酸類が関わり、相乗効果によってきのこの旨味が生じています。また、グアニル酸とグルタミン酸は結びつくことによって、旨味は何倍にもなります。複数組み合わせることで旨味の相乗効果が期待できるのできのこは何種類か組み合わせて使ってみましょう。

きのこの栄養

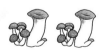

★食物繊維　便秘予防・血中コレステロールの低下作用など。

★**カリウム**　余分な塩分の排出を促すとされている。

★**ビタミンD**　カルシウムの吸収を促進し骨粗鬆症予防にも。

きのこを冷凍保存すると便利

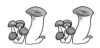

材料 （500〜600g分）

　　まいたけ ……… 100g（1袋）　　えのき ……… 200g（1袋）

　　エリンギ ……… 100g（1袋）　　しめじ ……… 200g（1袋）

作り方

1　きのこの石づきを取ってバラバラにする。

2　混ぜ合わせたらチャックつきの袋に入れ冷凍庫で凍らせる。

使用法

　きのこは冷凍したまま使うことがポイント。解凍すると水っぽくなります。炒め物や汁物など必要分取り出して使えるのが便利です。

　保存期限は1カ月ほどですが、なるべく早めに使いましょう。

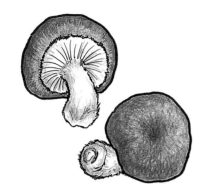

しいたけ

子どもが食べてくれない食材ランキング3位にあげられるしいたけ。風味・食感にくせがあるため好みが分かれますね。実は英語・フランス語でも日本語に基づき shiitake と呼ばれ、数あるきのこのなかでも知名度・人気ともに高いといえます。

しいたけの旬は春と秋

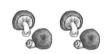

本格的に食用にされたのは室町時代で、栽培が始まったのは江戸時代といわれています。日本においては従来から精進料理に欠かせない食材の一つです。きのこのなかでも、マッシュルームとしいたけのみに含まれるというエリタデニンは、血中コレステロールの低下作用があるとされています。

旨味成分であるグアニル酸は、加熱すると増加し、旨味と香りがアップします。自然栽培では春子と秋子があり、冬を越した春のしいたけは春子と呼ばれ、身が締まって旨味があります。また秋子は香りがいいのが特徴です。

干すとアップするしいたけの栄養

生しいたけに含まれるエルゴステロールは紫外線に当たるとビタミンDに変化します。ビタミンDは腸からのカルシウム吸収を助け、骨へのカルシウム吸着を促進するなどカルシウム代謝に大きな役割を果たします。よって乳製品などカルシウムの豊富な食材と一緒にとることで、骨粗鬆症予防の効果が期待されます。食べる前に1〜2時間干すだけでも有効。また干すことで香り成分であるレンチオニンが生じます。

洗わないで調理

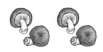

　水で洗うと風味が落ちるので汚れはかるく払って落とし、落ちない場合はかるく水で湿らせたキッチンペーパーなどでふき取るようにしましょう。

干ししいたけのおいしい戻し方と保存

 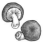

　干ししいたけの旨味を引き出すには、5℃くらいの冷水でゆっくり時間をかけて戻します。まとめて戻して冷凍保存すれば、すぐに使えて便利です。

手順

1　ジッパーつきの保存袋に干ししいたけを入れ、浸るぐらいの冷水を注ぐ。
2　袋の空気を抜いて保存袋の口をしっかり閉じ冷蔵庫に入れる。
3　5時間（薄い香信）〜10時間（肉厚な冬菇）かけてゆっくり戻します。
4　3を使いやすい形に切り、保存袋に平らに広げて入れて冷凍する。
5　戻し汁も製氷機に入れて凍らせ、保存容器に入れて保存します。

※解凍すると水っぽくなるので、冷凍したまま調理に使いましょう。

牛肉

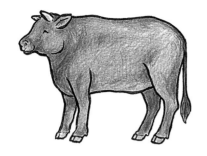

牛肉は値段が高くて使いづらいという方も多いと思いますが、料理の幅も広く栄養が豊富で、私たちの体には必要不可欠な食材です。スタミナをつけたいときにこそおすすめな食材でもあります。

牛肉の栄養

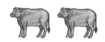

牛肉のたんぱく質には、人体では合成できない必須アミノ酸がすべて含まれており、体の抵抗力を向上させる働きがあります。また、100g 当たりの鉄の含有量は豚肉より多く、貧血予防にも役立ちます。

免疫力増強や風邪などの病気の予防にも効果がありますが、脂質も多く、過剰摂取は肥満などにつながる恐れがありますので、あらかじめ脂身を取り除いたり、下処理や加熱で脂を落としておくとよいでしょう。

牛肉の部位

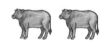

・リブロース
霜降りでやわらかく、ステーキなどに向く。

・バラ
肩バラとトモバラがある。赤身と脂身が交互の層になっており、濃厚な味わい。

・スネ
スジが多くややかたいので煮込み料理に最適。

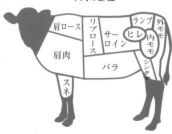

牛肉の部位

・ランプ
モモ肉のなかでもやわらかい部位で脂身が少なくきめ細かい。適する料理も幅広い。

・モモ
内モモとシンタマを指す。脂身が少なく、肉質はややかため。

・ヒレ
やわらかく脂身が少ない。最高部位の一つ。

・サーロイン
きめ細かい肉質で霜降りの質が高く、ヒレと並んで最高部位の一つ。ステーキに最適。

牛肉の食べ合わせおすすめ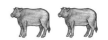

★葉酸

　貧血には、牛肉に含まれる鉄だけでなく、造血作用のある葉酸も合わせてとると効果的。葉酸は緑黄色野菜などに多く含まれています。ほうれん草と一緒に炒めたり、枝豆や大豆製品を一品プラスすることは、双方を効率よくとれる方法といえます。

★ビタミンC

　野菜や果物に含まれるビタミンCは、牛肉のような鉄を豊富に含む食材と一緒に食べるとさらに鉄吸収アップにつながります。たとえばブロッコリーやピーマンなどの緑黄色野菜を料理に加えたり、キウイフルーツやレモン、オレンジ等の果物を食後に食べるなど、積極的にとり入れていきましょう。

★カルシウム

　カルシウムは牛肉などのたんぱく質と一緒にとると、吸収率がアップするといわれています。ビーフシチューに牛乳を加えてみたり、小松菜・ほうれん草のような葉物と炒めたり、ひじきや高野豆腐と煮物にしてみたりなど、工夫の仕方で手軽にカルシウムの補給ができそうです。

話題の熟成肉って何？？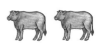

　熟成肉とは、死後硬直の状態になった肉を低温で貯蔵することで、硬直が解けて軟らかくなり、さらに酵素の働きで味や香りも増した肉のこと。通常、牛肉の熟成は較化が始まってから5～10日程だが、最近では更に長時間の熟成により味や香りを向上させたものが人気で、その方法も様々である。旨味の秘密は旨味成分の一つ"グルタミン酸"が増すことと、熟成によってお肉の中の多価不飽和脂肪酸が増えることによる。　　　　参考：全国食肉事業協同組合連合会HP

豚 肉

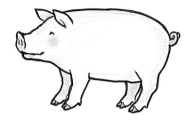

日頃から食卓に並ぶ機会の多い豚肉料理。しょうが焼きやとんかつ、角煮、豚汁など、料理のバリエーションも豊富です。さらに値段もお手頃で家計にやさしい食材の一つ。最近ではブランド豚が登場しさらに注目を集めていますね。

疲労回復といえばビタミンB₁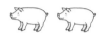

　朝食を抜いたり、主食・主菜・副菜が揃わない食事をしていると、基礎代謝の低下や、エネルギー不足による、疲れ、だるさ、集中できないといった身体の不調を招きやすくなります。ビタミン B_1 は、エネルギー源であるごはんなどの糖質をすばやくエネルギーに変えるのをサポートします。また、ビタミン B_1 の不足は、疲労や筋肉痛の原因物質である乳酸が蓄積されることから、肉類のなかでいちばん多くビタミン B_1 を含む豚肉は、疲労回復に優れた食品といえるでしょう。

1日のビタミン B_1 推奨量
成人男性　1.2〜1.4mg、成人女性　0.9〜1.1mg

ビタミン B_1 含有量（1食分70g当たり）
牛肉（もも赤身）　　0.06mg
鶏肉　　　　　　　　0.07mg
豚肉（もも赤身）　　0.67mg

ビタミンB群は貯金ができない？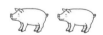

　ビタミンB群は水溶性ビタミンであるため、たくさんとっても体に吸収できない分は排泄されてしまいます。毎日食べ物から適量をとることが大切なのです。ビタミン B_1 は豚肉以外にも玄米や魚類、ナッツ類、きのこ類、大豆製

品などにも多く含まれています。豚肉の加工品である、ハムやソーセージにも含まれていますが、これらは塩分も多く含まれているのでとりすぎには注意が必要です。

1日の肉類の摂取目安量（豚肉・牛肉・鶏肉の合計）
成人男性　70〜80g、成人女性　60g

おすすめの食べ合わせ

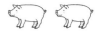

★玉ねぎや長ねぎなどのねぎ類、にら、にんにく
香り成分の硫化アリルが、豚肉のビタミン B_1 の吸収を助けてくれます。

★昆布やトマト、しいたけ、白菜、玉ねぎ、ごまなど
旨味成分のグルタミン酸を含み、イノシン酸を含む豚肉とは相乗効果で旨味アップ。

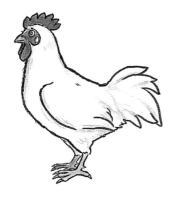

鶏　肉

　日頃から食べる機会の多い鶏肉。牛肉や豚肉に比べてヘルシーなイメージを持たれる方も多いですね。寒い季節には温かな鍋料理に、暑い季節にはさっとゆでてサラダと一緒に、１年を通して様々な料理に使われています。

高たんぱくで低脂肪

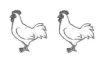

　鶏肉は牛肉や豚肉に比べて脂質が少なく、たんぱく質が豊富です。毎日の食事でとらなければならない必須アミノ酸をバランスよく含み、体の働きや筋肉の維持のためにも大切な栄養です。

部位によって違う栄養

　鶏肉も部位によって栄養価に違いがあります。脂質が多いのが手羽や鶏皮。手羽は、先にサッとゆでこぼしてから料理に使うことで余分な脂質を落とせます。鶏皮はなるべく取り除くことでカロリーを抑えることができます。
　一方胸肉やささみは脂質が少なく、胃腸の調子が優れないときにもおすすめです。特に胸肉には疲労回復を期待されている成分イミダゾールジペプチドを多く含みます。日頃の疲れをため込まないためにも、低脂質で良質なたんぱく質を含む鶏肉を、毎日の食事にとり入れていきたいものですね。

やわらかくゆでる方法・炒める方法

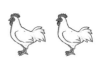

　パサパサしがちな胸肉やささみもしっとり仕上がります。

〈ゆでる方法〉

①お湯が沸いたら弱火にし、酒小さじ2と塩ひとつまみを入れる。
②そこに胸肉やささみを入れて、肉の表面の色が白っぽく変わってきた
　ら、火を止めて10〜15分そのままおいておく。余熱で火が通ります。

〈炒める方法〉

①胸肉は厚さを均等にして（ささみは筋を取っておく）フォークで両面数
　箇所刺してから、食べやすい大きさに切っておく。
②酒（適宜）と塩ひとつまみでかるくもんでおく。
③一緒に野菜などを炒める場合は、先に野菜をかるく炒めておき、そこに
　胸肉やささみを加えて、弱火〜中火で炒める。菜箸で中まで火が通った
　かを確認したら、すぐに火を止めて器に盛りつける。やわらかくゆでた
　ものを、炒め物の最後に加えてもよいです。

牛　乳

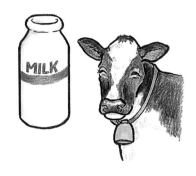

　日本人は世界と比較すると、カルシウムの摂取量は低いといわれています。特に20代前後では摂取量が少なく、50代以上では摂取量が多い傾向です。牛乳を食生活にとり入れて、カルシウムを補給しましょう。

牛乳の種類

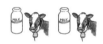

　牛乳の種類別表示をチェック。こんな違いがあります。

★牛乳（成分無調整牛乳）

　生乳を加熱殺菌したそのままのもので、特に成分を調整しない。

★成分調整牛乳

　生乳から水分、脂肪分、ミネラルなど乳成分の一部を取り除いた牛乳。低脂肪牛乳など。

★加工乳

　生乳に生乳を原料とした乳製品を加えたもの。あるいは、生乳を原料とした乳製品を加工したもの。

★乳飲料

　生乳、または乳製品の主原料に乳製品以外のコーヒーや果汁を加えたもの、鉄やカルシウムなどの栄養成分が強化されたもの。

牛乳はカルシウムだけでなくビタミンも豊富

　牛乳はビタミンCは少ないものの、そのほかのビタミンはほとんど含まれています。特に豊富なのがビタミンA（レチノール）、ビタミンB$_2$です。ビタミンAは、活性酸素の過剰発生を抑え、細胞の老化を防ぐ働きがあり、免疫機能を高める作用も期待されています。ビタミンB$_2$は細胞の再生や、脂質の代謝を促進する働きがあり、皮膚や髪、肌の健康を保つことでも知られています。これらの栄養素は、うなぎやレバーなどに多く含まれますが、コレステ

ロールも多く毎日摂取することは難しいです。身近な食材の牛乳なら習慣にしてとりやすいですね。

カルシウムの吸収率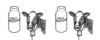

1日推奨量：成人男性650〜800mg、成人女性650mg

　カルシウムはもともと吸収されにくい栄養素です。カルシウムを豊富に含む食品の吸収率は、牛乳・乳製品約50％、小魚約30％、青菜約18％となり、牛乳・乳製品が最も高くなります。牛乳に含まれる乳糖やカゼインには、カルシウムの吸収を助ける働きがあり、消化吸収率の高い理由の一つとされています。また、牛乳にはミネラル成分の一つのリンが含まれます。

　丈夫な骨を作るには、カルシウムとリンの比率が重要といわれ、牛乳にはその比率が理想的であることも優れている点といえます。

牛乳はコレステロールが高い？

　コレステロールが高いことで知られる鶏卵は、1個でコレステロール量231mg、牛乳はコップ1杯（200ml）で24mgです。そのため、牛乳や乳製品から摂取するコレステロールは多くはありません。気になる方は、低脂肪牛乳にするとコレステロールは約半分に。さらに、カロリーを抑えながらもカルシウム量は変わらずとれます。

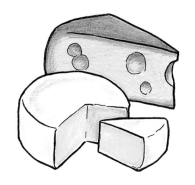

チーズ

チーズは小さなお子さんから高齢の方まで馴染みやすく、栄養面においても優れた食材の一つです。

カルシウムが多いのは？

牛乳１杯200ml と三角チーズ１個30g

実は同等の量のカルシウムが含まれています（約190〜200mg）。100g のプロセスチーズを作るには、その10倍もの牛や羊の原料乳が必要。栄養がギュッと凝縮されています。カルシウムの吸収率も高いので、少量食べるだけで効率よく摂取できるのが大きな魅力です。

「チーズは高カロリーで肥満につながる…」と思う人もいるかもしれませんが、脂肪の燃焼を助けるビタミン B₂や、免疫力を高めて病気を予防したり、粘膜や肌に潤いを与えてくれるビタミン A も豊富。消化も良いため、食欲がないときや食が細い方にもおすすめです。ただし肥満の方や普段から動物性食品を多くとる方は摂取量に気をつけましょう。

チーズの旨味

昆布などに含まれる旨味成分であるグルタミン酸がチーズにも豊富。肉や魚と合わせることで旨味の相乗効果も期待できます♪　コクや香りが加わるので、スープや炒め物などに加えると風味もアップします。

簡単♪牛乳で作るカッテージチーズ

カッテージチーズは、チーズの中でも手作りしやすく、さらに低カロリーです。

栄養価 （大さじ２杯30g）
エネルギー32kcal　たんぱく質4.0g　脂質1.4g　カルシウム17mg

材料
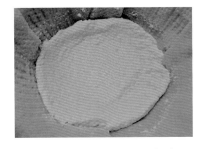
・牛乳　500ml
・酢　　大さじ２
（レモン汁でもＯＫ）

作り方
①鍋に牛乳を入れて火にかける。まわりが沸々としてきたら火を止めてすぐに
　酢を入れてかき混ぜる。（10分ほどおく）
②ボウルにふきん（キッチンペーパーでも可）をかけたざるを乗せて、①を少
　しずつ流し入れる。ふきんに残った分がカッテージチーズです。

★牛乳500ml から、約120g（大さじ８杯分）のカッテージチーズが作れます。
★ボウルに余った水分(ホエー)はスープやカレーなどの料理に加えても OK！
★サラダや和え物、サンドイッチに。肉や魚料理に合わせても♪

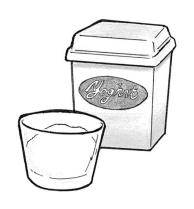

ヨーグルト

ヨーグルトはお子さまからご高齢の方までなじみがある食品ですね。ヨーグルトの始まりは紀元前5000年頃。東地中海で牛や羊を食料に用いたとき、偶然にも乳酸菌が自然発酵し誕生したといわれています。

乳酸菌とは

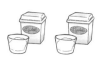

オリゴ糖などの糖を発酵させて乳酸を作り出す微生物のことで、種類は200以上あります。乳酸を作る微生物の総称を乳酸菌といいますが、ビフィズス菌もその一種です。乳酸菌は人体によい影響を与えるため、善玉菌といわれます。ヨーグルトなどの発酵乳をとると、一部の乳酸菌は生きたまま大腸に達して繁殖します。

乳酸菌の働き

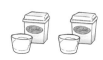

★腸内環境を改善

悪玉菌は、たんぱく質や脂質をエサに有害物質を産生します。一方、乳酸菌などの善玉菌は糖質などを分解して、腸内を酸性にする乳酸や酢酸を作ります。悪玉菌は酸性の環境が苦手なので、善玉菌が増えると悪さができなくなります。したがって、乳酸菌を補うことで悪玉菌を減らし、腸内環境をととのえることで腸の老化やがんなどの発生リスクを低減できるといわれています。

★腸の働きを促し免疫力アップ

乳酸菌が増えると腸の働きが活発になって、消化吸収を促し、腸の蠕動運動も盛んになるため便通が改善されます。便通が改善されることで、肌トラブル解消にもつながります。さらに乳酸菌は免疫力を高める効果もあり、花粉症などのアレルギー改善効果が期待されています。また、抗生物質などを使うと、体内の善玉菌まで減ってしまいますが、乳酸菌を補うことで腸内菌のバランスを保つことができます。

乳酸菌と便秘の関係

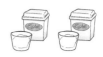

　乳酸菌には便の水分量を調整する作用もあります。便秘になると便が大腸に停滞する時間が長くなるため、水分がどんどん吸収されてしまいます。健康な便の水分は80％程度とされるのに対し、便秘時の水分は60％以下。便はかたくなり便秘を悪化させる原因となります。乳酸菌は蠕動運動を促しながら、便の水分量を適度に保ち、便秘の不快感を解消させてくれます。また、食物繊維は便の材料になるほか、乳酸菌のエサになって増殖を助ける働きもあるため、野菜、果物、海藻、きのこ、いも、豆などを多く摂取するように意識しましょう。

ギリシャヨーグルトとは？

　濃厚でクリーミーな食感があるヨーグルトです。ギリシャ伝統の「水切り製法」を用いてつくり、水分や乳清（ホエー）を除去することで、一般的なヨーグルトより水分が少なく、その分たんぱく質を多く含みます。水切りしている分食べごたえがあるので間食にもおすすめです。

ホットヨーグルト

　温めすぎるとヨーグルトが分離したり、60℃以上は乳酸菌やビフィズス菌が減る要因になります。人肌程度の40℃を目安にしましょう。

ヨーグルトを食べるタイミング

　ヨーグルトに入っている乳酸菌やビフィズス菌は強い酸性の胃液の影響で死んでしまうことがあります。特に空腹時は胃の中の酸性度が高くなるのでより多くの菌を生きたまま腸に届けるには、食中・食後が良いでしょう。

鰺 (あじ)

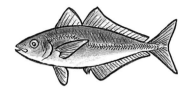

　刺身、塩焼き、煮つけ、フライなどさまざまなレシピが考えられる鰺。開きであれば手軽に調理できるところも魅力のひとつですね。たんぱく質源として積極的に取り入れていきたい魚です。

鰺の特徴

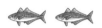

　鰺はスズキ目アジ科の魚類の総称で、温帯から熱帯の海域に分布します。種類が非常に多く、日本近海だけでも20種類以上あり、アジ科の特徴として体の中央側に「ゼイゴ」と呼ばれるひし形のトゲのようなうろこを持ちます。マアジの場合、関西では春先から5〜6月、関東は5〜7月の漁獲量が最も多く、大きなものは50〜60cmにもなります。

　「あじ」という名は「あじは味なり、その美なるものをいう」と、新井白石の語源辞典『東雅』に語源が記されています。その名のとおり、ほどよく脂ののった味が四季を通じて好まれ、家庭で食べる魚介類の上位を占めています。

鰺の栄養

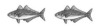

たんぱく質、DHA・EPA、 カルシウム、ビタミンB群

　魚類はもともとたんぱく質・カルシウムが豊富です。鰺のたんぱく質は100g当たり19.7gで、たんぱく質の質を評価する指標のアミノ酸スコアは100と、良質なたんぱく源になります。加えてタウリンも多く、高血圧や動脈硬化を予防したり心臓機能の強化も期待できます。脂質は4.5gと比較的少なくあっさりとした味が特徴ですが、LDLコレステロール値や中性脂肪値を下げ、血栓予防や血圧低下の効果を持つDHA・EPAが豊富に含まれています。

　カルシウムも多く、魚肉100g中66mgも含まれており、海産魚類の中ではトップクラスです。骨ごと唐揚げやフライにすると骨のカルシウムも一緒に補給することができるのでおすすめです。さらに南蛮漬けやマリネなど酢漬けに

すると酢の作用で骨が柔らかくなり、カルシウムの吸収アップにつながります。

　また、ビタミン B_1、B_2、ナイアシンが多く含まれます。ビタミン B_2 は細胞の成長や再生を助ける働きがあり、特に皮の部分に多く含まれますので皮ごと食べるようにしましょう。ナイアシンは血液循環をよくする作用があり、動脈硬化の予防につながります。

参考資料：川越水産市場株式会社 HP　女子栄養大学副学長　農学博士　五明 紀春著

おいしい干物を食べるには

　開いた状態で全体が丸く、腹の部分や背骨のまわりが白っぽいものは脂が多く美味。全体が黒っぽく身から骨が浮いているものは買うのを控えましょう。

　最初にグリルを加熱しておき、身から焼きましょう。強火で表面をあぶって旨味をとじこめるとよい。
　最後に返して30秒ほど焼くと、皮がパリッと仕上がります。

鮭 (さけ)

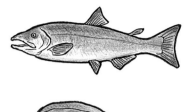

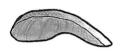

　鮭の旬は、種類にもよりますがおおよそ9〜11月と、秋刀魚と並ぶ秋の味覚を代表する魚です。

　焼鮭や鮭フレーク、お刺身など、食卓で目にすることの多い食材ですね。

鮭の栄養

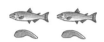

　サーモンピンクという言葉があるように、ピンク色の身が特徴的な鮭。その身の色から赤身魚と思われがちですが、実は白身魚に分類されます。この赤い色のもとはカロテノイド系色素のアスタキサンチンといい、高い抗酸化作用を持ち、老化やがん、動脈硬化などの予防に有効とされています。EPAやDHAといった不飽和脂肪酸やビタミンB群・Dも豊富で、胃腸を丈夫にし、冷え性改善や美肌にも効果的です。

鮭の種類

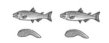

　鮭の語源はアイヌ語のサクイベ、シャケンベとされています。海に下り、成長後に生まれた川に戻って産卵するものが鮭（salmon）、海に出ずに河川で淡水生活をするものがます（trout）と呼ばれますが、厳密な区別はなく基本的には鮭もますも同じ仲間とされています。

★シロサケ
　日本で食される一般的な鮭で、スーパーなどで年中販売されている。塩鮭や新巻鮭、鮭フレークとして使われる。

★カラフトマス
　小型の種類で、身がやわらかくほぐれやすい。身は缶詰に、卵はすじこなどに加工され利用される。

★ニジマス

養殖がしやすく燻製やルイベ（冷凍刺身）、ます寿司などに利用される。

★アトランティックサーモン

脂がのっていて、刺身や切身として販売されている。

鮭の選び方と保存方法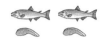

鮭の切り身は、身に脂肪の白い筋が入り、身が締まっていて弾力・透明感のあるものを選びましょう。

半日以上おくときは、ペーパータオルの上にのせ、ラップをかけて冷蔵庫で保存します。

「甘塩」「辛塩」の違い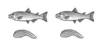

切り身などで見かける「甘塩」や「辛塩」の表記の違いをご存知ですか？

塩鮭は、冷蔵庫のない時代に保存食として誕生しました。

現代では塩分を使って保存する必要はなくなりましたが、消費者のニーズに合わせて鮭に味を付けて販売しています。

塩鮭はこの塩分濃度の違いによって名前が変わります。

「甘塩」は塩分濃度約３％の塩水で処理したものをいい、「辛塩」は濃度約11％で処理したものをいいます。

鯖（さば）

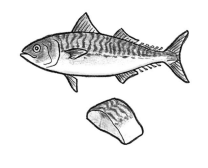

鯖は年中出回っている魚ですが、旬は10月中旬から1月です。鯖の語源は「小歯」。魚体に似合わず歯が小さいことから命名されたといわれています。「鯖の生き腐れ」という言葉があるように、体内酵素の働きがほかの魚より強いので、死後硬直も早く見られます。傷みやすいので新鮮なうちに調理しておいしくいただきましょう。

鯖の優れた栄養

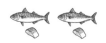

★DHA（ドコサヘキサエン酸）・EPA（イコサペンタエン酸）（主に魚に含まれる）
摂取目安量　成人1日当たり1000〜1500mg

DHAは悪玉コレステロールを減らし、善玉コレステロールを増やす効果があります。EPAは血小板の凝集を抑制し血栓予防に効果があるとされ、どちらも青魚に多く含まれるため週3回は青魚の献立をとり入れると理想的です。

★ビタミンD（主に魚に含まれる）
摂取目安量　成人1日当たり5.5μg〜

カルシウムとリンの吸収を助け、血中カルシウム濃度を維持する働きがあります。ビタミンDが不足すると、成人や妊婦、授乳婦では骨軟化症になりやすく、子どもでは、くる病などの骨の成長障害が生じます。また、高齢者や閉経後の女性における骨粗鬆症の原因にもなります。

★ビタミンB_{12}（主に肉・魚介に含まれる）
摂取目安量　成人1日当たり2.4μg

たんぱく質や核酸の合成、中枢神経機能の維持、脂肪の代謝において重要です。葉酸とともに悪性貧血を防いだり、脳の正常化にも影響しています。ビタミンB_{12}が不足すると、造血作用がうまく働かず悪性貧血になったり、神経障害を起こすこともあります。ビタミンB_{12}は微生物によって合成されるため、植物性食品にはほとんど含まれず、厳格なベジタリアンでは欠乏することがあります。極端な偏食をしない限り欠乏することはありません。

鯖の缶詰は栄養がたっぷり！

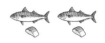

　鯖缶は、店頭では品薄になるほど人気です。生鯖と缶詰の栄養はどれくらい違うのでしょうか。下記の表のとおり、ビタミンD、カルシウムは缶詰のほうが栄養価が優れていますが、塩分は缶詰のほうが高いので鯖のみそ煮缶などは注意が必要です。汁にも栄養があるので、使える時は捨てずに使いましょう。

80gでの比較	ビタミンD (μg)	ビタミンB$_6$ (mg)	ビタミンB$_{12}$ (μg)	カルシウム (mg)	塩分 (g)
まさば（生）	4.1	0.5	10.3	5	0.2
鯖水煮缶	9.0	0.3	9.6	208	0.7

おいしく調理するコツ

〈臭みをとる〉　　　　　　　　　　〈皮目にひと工夫〉

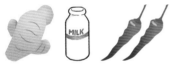

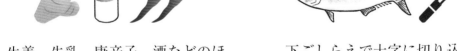

　生姜、牛乳、唐辛子、酒などのほか、梅干しも効果的。

　臭み成分がアルカリ性であり、梅干しの酸が中和してくれます。

　下ごしらえで十字に切り込みを入れると、煮汁がしみ臭みも消えやすくなります。また、皮が縮んで身割れするのを防ぐ効果も。

秋刀魚（さんま）

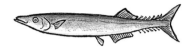

9〜11月が最も脂がのっておいしい秋刀魚。スーパーで店頭に並び始めると秋の到来を感じますね。秋刀魚の由来は、細長い柳葉形で銀色に輝く魚体が刀を連想させることから名づけられたといわれています。

秋刀魚の代表的な栄養

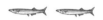

★ DHA（ドコサヘキサエン酸）・EPA（イコサペンタエン酸）

摂取目安量成人1日当たり　1000〜1500mg

　DHA は悪玉コレステロールを減らし、善玉コレステロールを増やす効果があります。中性脂肪の合成を抑えたり、脳や神経組織の機能に関わる働きが注目され、認知症の改善にも期待されている脂肪酸です。一方 EPA は、血小板の凝集を抑制、血栓を溶解、血管を拡張するため、血栓予防に効果があるといわれています。DHA と EPA は同じような食品から摂取でき、似た働きをすることからあまり区別して扱われることはありませんが、血液凝固抑制作用がより強いのは EPA です。1日1尾を目安に食べるとよいでしょう。

可食部100g 当たり	DHA（mg）	EPA（mg）
鮭	400	210
秋刀魚	850	1600
さば	970	690
あじ	570	300
まぐろ（脂身・トロ）	3200	1400

七訂食品成分表2016より参照

★ビタミンD　摂取目安量　成人1日当たり5.5μg

　カルシウムやリンの吸収を促進して骨を健康に保つ働きがあります。

　秋刀魚には1尾（150g）当たり約20μgのビタミンD が含まれています。

ビタミンDは魚全般に豊富ですが、秋刀魚は鮭・ますに続き上位です。

★ビタミンB₆　摂取推奨量　成人1日当たり男性1.4mg・女性1.1mg
　たんぱく質の分解や再合成に欠かせないビタミンで貧血や肌荒れを予防する働きがあります。秋刀魚1尾（150g）当たり約0.77mgと1日の半量を摂取することができます。

さんまの栄養を効果的に摂取するために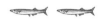

★乳製品と組み合わせる
　乳製品と秋刀魚（ビタミンD）を一緒にとることで、カルシウムの吸収率がアップします。

★ホイル蒸しやスープ煮にして
　DHA・EPAをしっかり摂取するには、魚の脂を残すことなく食べられる調理法がおすすめです。

★野菜や根菜・きのこ・海藻類と一緒に
　秋刀魚には食物繊維やビタミンCが含まれないので、つけあわせや副菜には、緑黄色野菜や根菜、きのこ、海藻と組み合わせることで栄養バランスがよくなります。食後に果物をプラスするのもよいです。

冷凍保存で1カ月を目安に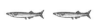

　1尾ずつラップで包んで密閉袋へ入れます。頭と内臓を取り、両面に塩をふり、新聞紙、キッチンペーパーを重ねて秋刀魚をのせ、冷凍庫に半日おく。完全に凍ったら1尾ずつラップにくるんで再度冷凍庫へ。

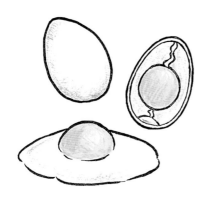

卵

　毎日の食事のなかで登場する機会が多く、朝食やお弁当のメニューとしても大活躍の卵。生で食べるほか、焼いたり茹でたり炒めたりとさまざまな調理方法を楽しむことができます。

卵の栄養

　ビタミンＣと食物繊維以外のすべての栄養素を含んでいて、栄養価がとても高くスーパーフードとも呼ばれる卵。

　体内で作ることのできない必須アミノ酸をすべて含んでおり、優れたたんぱく質源といえます。

　卵黄には、リン脂質のレシチンが多く含まれていて、コレステロールの抑制作用があるとされています。また、レシチンに含まれているコリンは記憶や学習に関わる神経伝達物質で、これが脳を活性化させて老化を予防するともいわれています。

　免疫力を高めるビタミンＡや新陳代謝を促すビタミンＢ群も豊富です。

　卵白には、風邪の原因菌を分解する働きを持つリゾチームという酵素が含まれています。

上手な食べ方

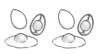

　野菜と一緒に食べると卵に不足しているビタミンＣや食物繊維が補えます。抗酸化作用のある緑黄色野菜と一緒に食べるとよいでしょう。

　卵を割った状態で放置すると細菌が増殖しやすくなるため、使う直前に割るようにしましょう。

卵とコレステロール

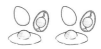

卵といえばコレステロールを思い浮かべる方も多いのではないでしょうか？

事実、50〜60gの卵1個に含まれるコレステロールは200〜240mgと、卵はコレステロールを多く含む食品といえます。

コレステロールは体内で合成されていて、その量は食事から摂取される量の3〜7倍と多く、またその合成量は厳密に制御されています。食事からの摂取量が多ければ合成量は少なくなるため、卵1個分のコレステロール量が数値に与える影響は少ないと考えられています。卵は手ごろで栄養価が高い食品なため、日々の料理に上手に取り入れていきましょう。

卵の種類

卵の殻が白色の白玉と、赤茶色の赤玉がありますが、この違いは親鶏の種類の違いによるものです。

日本やアメリカでは9割近くが白玉、フランス、イタリア、イギリスでは9割以上が赤玉といわれています。

殻は白玉より赤玉の方がかたいとされていますが、白玉と赤玉での栄養の差はありません。

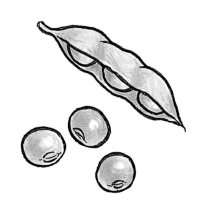

大豆

良質なたんぱく質と脂質を豊富に含み、「畑の肉」とも呼ばれる大豆。

大豆そのもの以外にも、豆腐やみそやしょうゆなどの大豆製品としても食卓に並ぶ機会が多く、大豆は身近な食材のひとつです。

大豆の栄養

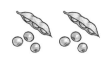

大豆はさまざまな栄養効果があります。

★苦味の成分であるサポニンには抗酸化作用があり、がんや生活習慣病の予防に効果的とされています。またコレステロールなど血中脂質の低下も期待できます。

★豊富なリノール酸やレシチンは血中コレステロール値を下げる働きを持ちます。

★大豆イソフラボンは、女性ホルモンと同じ働きをし、骨粗鬆症の予防や更年期の不調改善に有効です。

「畑の肉」と呼ばれるわけ

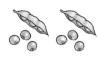

大豆が畑の肉と呼ばれる理由は、大豆に含まれるたんぱく質の多さにあります。ゆでた大豆100g中には14.8gものたんぱく質が含まれています。豚肉（肩ロース）のたんぱく質含有量は100g当たり17.1gと、肉に匹敵する量のたんぱく質を含んでいることがわかります。また体内で作ることのできない必須アミノ酸9種類をすべて含んでいるため、大豆は良質なたんぱく源といえます。

「畑の肉」という言葉は、日本で作られた言葉ではないようです。

1873年に開催されたウイーン万国博覧会で日本が大豆を出品したところ、植物学者のハーベルラントの目にとまり大豆が研究対象となって「畑の肉」と評価されたという説や、出品物の大豆を「真珠のような豆」とフランス人が讃えたのに対して、ドイツでは大豆の成分を分析して「畑の肉」という言葉が生ま

れたという説があります。

　いずれにしても、大豆は世界で注目されている食品といえますね。アメリカ合衆国政府が発表した、がん予防に効果があると考えられる食品「デザイナーフーズ」では、大豆は最も有効とされる８種類の野菜のなかにあげられています。

大豆の上手な食べ方

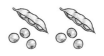

　乾燥大豆を水で煮てもどす水煮大豆では水に溶けやすい栄養素が煮汁に溶け出てしまいますが、蒸してもどす蒸し大豆では水煮に比べて大豆の栄養と旨味が多く残ります。

※大豆にはカリウムが多く含まれているため、腎機能が低下している方は注意が必要です。カリウムは水に溶け出しやすいため、水煮にして煮汁を捨てて使いましょう。

蒸し大豆の作り方　蒸し器がなくても！

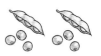

① 　乾燥大豆を水でよく洗い、たっぷりの水に一晩浸す。
② 　大豆の水気をよくきり、耐熱皿に並べ、お皿全体をラップで包む。
③ 　大きめの鍋に蒸し皿が浸からない程度の量のお湯を沸かし、沸騰したら②を入れ、ふたをして強火で20分蒸す（途中で鍋の中の水がなくならないように注意）。
④ 　火を止めてふたをしたまま20分おいて蒸らす。

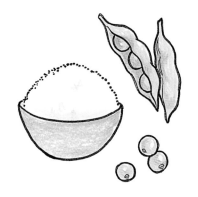

おから

おからは、「豆乳のしぼりカス」。カロリーが低く栄養価は高いので、ダイエット食材としても注目を集めていますね。最近はお惣菜だけでなくクッキーなどのお菓子にも幅広く使われていて、安価なところも魅力の一つです。

おからの呼び方はいろいろ

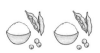

おからは「しぼりカス」の意味を持ち、茶殻の「がら」などと同源の「から」に丁寧語の「御」をつけたもので、女房言葉の一つ。「から」は空に通じるとして縁起を担ぐといわれています。白いことから"卯の花"（関東地方）、包丁で切らないことから"雪花菜"（関西地方）と地域によって呼び名が違うのもおもしろいですね。また、おからは日本だけでなく、中国や韓国など、大豆料理が多いところでも身近な食材です。

韓国語では、おからを"コンビジ"と呼び、「コン」は豆、「ビジ」はカスを意味し、チゲスープの中におからを入れて食べる"コンビジチゲ"という料理も人気があるようです。ヘルシーで満足感もありそうですね。

おからの栄養

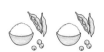

★食物繊維　1日の摂取基準：成人男性20g 以上、成人女性18g 以上

おからの食物繊維は100g 中に11.5g 含まれていて、ごぼうの約2倍に当たります。セルロースという、水に溶けない不溶性食物繊維を含み、便秘や大腸がんの予防に効果があります（果物や海藻などに含まれる水溶性食物繊維も便秘予防・改善にいいので不溶性食物繊維と合わせて摂取します）。

★カルシウム　1日の摂取基準：成人男性650〜800mg、成人女性650mg

カルシウム不足は、骨粗鬆症を招いたり、慢性化すると、肩こりやイライラするといった神経過敏な状態になることもあります。おからは大豆のカルシウムが多く残っており、100g 中に81mg のカルシウムを含み、豆腐のカルシウム

の2/3程度、豆乳だと約5倍のカルシウム量に匹敵します。

★イソフラボン

　閉経などによって、女性ホルモンであるエストロゲンが減少すると、骨粗鬆症のリスクが高まります。イソフラボンは、女性ホルモンであるエストロゲンに似た作用があり、ホルモンバランスをととのえ、骨からカルシウムが溶け出すのを抑える重要な働きもしています。

イソフラボンは1日30〜50mgを目安に

　いろいろな大豆製品を組み合わせて、目安量が摂取できるといいですね。1日1〜2品とり入れると目安量に達することができます。日々の食事で心がけてみましょう。

イソフラボンを多く含む食材と含有量	
納　豆（1パック・40g）	36mg
おから（100g）	15mg
豆　腐（1/2丁・150g）	40mg
豆　乳（200ml）	41mg

おからパウダーって何？

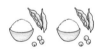

　豆腐を作るときに大量にできるおからを乾燥させて粉末にしたものです。おから自体よりも栄養がさらに凝縮されています。おからパウダー大さじ2杯でレタス1個分の食物繊維に。乾燥してあるため本来のおからよりも日持ちもします。また、料理のかさ増しにもなります。水で戻せば生おからとしても使用できるのでいろんな料理で活用できる優れものです。

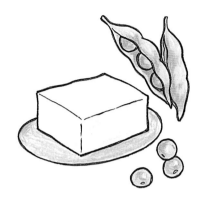

豆腐

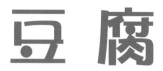

　日本食が海外でも注目され広まってきています。日本人の昔ながらの食事にはさまざまな優れた栄養が含まれる食品も多くあります。豆腐は江戸時代から冷奴や湯豆腐にして食べられるようになり、現在まで長年親しまれています。

豆腐の栄養

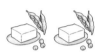

　豆腐の原料である大豆は、畑の肉といわれるように良質なたんぱく質や脂質が多く含まれています。大豆の栄養が詰まった豆腐は、栄養価の高い食品です。肉、魚、卵などの動物性食品と同じように必須アミノ酸をバランスよく含み、木綿豆腐1丁（400g）のたんぱく質26.4gをほかの食品でとると、卵4個分、豚肉ソテー用1枚（約130g）、ごはんは茶碗7杯分にもなります。コレステロールは少なく、善玉コレステロールを増やす作用があるともいわれています。

★カルシウム

　豆腐には多く含まれ、吸収率も高めです。牛乳が苦手な方にもおすすめです。特に木綿豆腐は絹ごし豆腐の約1.5倍のカルシウムを含み、1/3丁で牛乳1/2杯と同じ量のカルシウムがとれます。

★大豆イソフラボン

　女性ホルモン（エストロゲン）と似た働きをします。骨粗鬆症予防や、更年期障害等で起こる高血圧、コレステロール値上昇の予防などの効果があるといわれています。

★レシチン

　血中コレステロールを排泄し、動脈硬化を予防する働きがあります。また、脳の神経伝達物質の合成にも欠かせないため、認知症やアルツハイマー病の予防や改善効果も期待されています。レシチンを含む食品はほかにも卵黄、マヨネーズなどがあります。

胃腸にやさしい

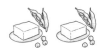

　豆腐は大豆から作られる過程で充分に磨砕されて、食物繊維はわずかしか残りません（おからに移行）。そのため消化吸収に優れ、胃腸にやさしい食品です。

　お腹の調子が優れないときは、あたたかい湯豆腐にしたりスープや雑炊に加えるといいですね。小さな子どもから高齢の方まで食べやすい食品ですので、お好みのアレンジでお召し上がりください。

余った豆腐は冷凍保存

　豆腐は冷凍することで、味が染み込みやすくなります。豆腐の水気をキッチンペーパーでふきとってから、密閉できる袋に入れて冷凍庫へ。使いやすい大きさに切ってから冷凍しておくと、料理に必要な分だけ取り出しやすくなります。解凍は調理前に室温で自然解凍しましょう。ペーパーで包み余分な水分をとりましょう。冷凍することで絹ごし豆腐は湯葉のような食感へ。木綿豆腐は高野豆腐に似たスポンジ状になり、少しかたい食感に。調理方法にあわせて使い分けてみましょう。

豆乳

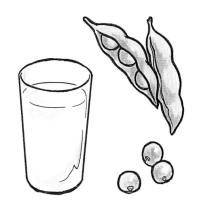

豆乳は大豆の組織を磨砕し、たんぱく質や脂質等を一旦遊離させて繊維質を除いたものです。ヘルシーなイメージが強く、"カフェラテ"を牛乳から豆乳に代えた"ソイラテ"はなじみのものですね。

豆乳の種類　豆乳の種類別表示で違いをチェック

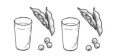

無調整豆乳　大豆固形8%以上
　大豆だけを絞った濃度の高い豆乳。大豆と水以外は使用していない。添加物なし。

調製豆乳　大豆固形6%以上
　砂糖・食塩・ビタミン類のほか、香料・植物油などを加え飲みやすい味や香りに加工。

豆乳飲料　大豆固形2〜4%
　調製豆乳にコーヒーやフルーツの味がついたもの。豆乳の使用量は無調整の約半分。

大豆たんぱく質はなぜ良質？

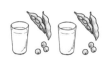

　たんぱく質は体内でアミノ酸に分解され吸収されます。食物からしかとれない必須アミノ酸をバランスよく含んでいるか否かで栄養価が決まります。植物性たんぱく質は動物性たんぱく質に比べ栄養価が低いのに対し、大豆たんぱく質は動物性に近い構成を持つため良質です。また肉類はコレステロール上昇の原因になりやすいのに対し大豆たんぱく質はそれを下げる作用があります。

　さらに、消化しにくい大豆を消化吸収の良い状態に加工されたものが豆乳になります。

豆乳の栄養

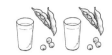

★大豆サポニン

　苦味・えぐみの原因物質ですが、腸内の絨毛を収縮させて糖質や脂肪の吸収を抑える働きや、抗酸化作用があります。

★大豆ペプチド

　脂肪の燃焼を活発にし基礎代謝を高める働きがあります。また筋肉の疲労回復のほか、脳の疲労・ストレス改善効果として注目されています。

★大豆レシチン

　リン脂質の一種。乳化作用で血管に付着したコレステロールを溶かし、動脈硬化を予防する働きがあります。また脳の神経伝達物質の合成にも欠かせないため認知症やアルツハイマー病の予防も期待されています。

★大豆イソフラボン

　アンチエイジング効果などで話題のイソフラボン。継続して豆乳を摂取するなら１日当たり200〜400ml までを目安にするとよいでしょう。イソフラボンの過剰摂取は有害性に働く可能性も指摘されています。サプリメントで摂取する場合は１日の使用量を守りましょう。

豆乳を買いおきして便利に使用

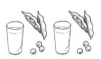

　豆乳は開封しなければ常温で３カ月程度、保存可能です。いざというときに消費期限の短い牛乳の代替として、グラタン・シチュー・ホットケーキなどに使用できます。

　ただし、封を開けたら冷蔵庫に入れて２〜３日を目安に使い切りましょう。

こんにゃく

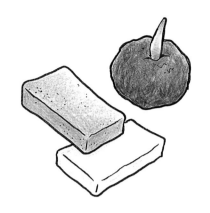

こんにゃくは約97%が水分で、カロリーはほとんどなく、グルコマンナンという食物繊維が豊富に含まれています。ダイエットにはもちろん、便秘予防にも効果のある食材として知られ、低価格なのも魅力ですね。

材料となるこんにゃく芋とはどんな芋？

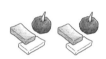

　こんにゃく芋はじゃがいもと同様に種芋から増やしますが、じゃがいもと違って成長するのに2〜3年かかります。春に種芋を植えると新芋ができ、そこから地下茎が伸び、秋には生子という"こんにゃくの赤ちゃん"ができます。この生子を一度収穫し、次の春に再植えつけしたものを1年生、これを秋に収穫したものを2年生、さらに翌年の春に植えて秋に収穫したものを3年生と呼びます。こんにゃく作りに適しているのは3年生ですが、こんにゃく芋は低温に弱く腐りやすいため、収穫してから次に植えるまでの保管がとても難しい作物なのです。

低カロリーだけじゃないこんにゃくの栄養

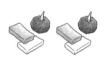

〈こんにゃくの栄養成分〉板こんにゃく1枚分（200g当たり）

エネルギー	水分	カルシウム	鉄	食物繊維
10kcal	195g	86mg	0.8mg	4.4g

※日本食品標準成分表2016年版参考

牛乳1/3杯分

　上記からもわかるように、こんにゃくは低カロリーで食物繊維が豊富です。そのほかにもカルシウムや鉄分も含まれているので、積極的に摂取していきたい食材ですね。

★こんにゃくは肥満防止に効果的

よく噛んで食べることで脳の視床下部にある満腹中枢が刺激され、腹8分目の食事で満足感が得られ、食べすぎ防止に。こんにゃくは弾力性とプリプリした食感が特徴でゆっくり食べるのに効果的な食材です。

★こんにゃくは便秘予防・改善に

こんにゃくは、グルコマンナンが水分を多量に取り込んで凝固した不溶性食物繊維で、小腸で消化されず固形物のまま大腸に達し、カサを増やして大腸を刺激して排便を促します。

★カルシウムを補給し、骨粗鬆症予防に

こんにゃくだけでは、1日に摂取したいカルシウムの量を補給することは難しいですが、ほかの食材と組み合わせることで、よりカルシウムを摂取することができます。吸収率のよい乳製品や小魚、青菜、大豆製品と組み合わせ、骨粗鬆症を予防していきましょう。

半冷凍こんにゃく

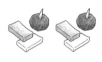

家庭の冷凍庫で適度に周りだけ凍らせ解凍して、よく絞り水をきって使用します。水っぽさが減り、ソースやタレなどと絡みやすくなるのでステーキ、中華炒め、から揚げなどに使用するのがおすすめです。

こんにゃくは生でも食べられる

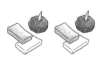

こんにゃく製品はボイル済みなので、さしみこんにゃくと同様水洗いだけで、そのまま食べられます。さっと水洗いしたしらたきをめんつゆやドレッシングで食べるのも簡単に用意できるのでプラス一品したいときにどうぞ。

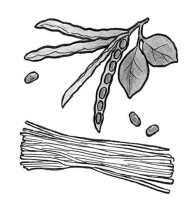

春 雨

　もともと中国が発祥の地である春雨。今となっては、サラダや和え物、炒め物、汁物、鍋物とさまざまな料理で日本の食卓に並ぶようになりました。ゆでたまま食べ、ツルツルした喉ごしを生かすのもいいですが、油で揚げるとフワッと膨らみボリューム感を出すこともできます。

春雨の語源は？

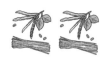

　春雨は元来、中国で緑豆の種子の粉やいも、くずなどのでんぷんを原料として作られたものです。「トウメン」（豆麺、凍麺、唐麺）と呼ばれていました。
　細くて透明な見た目は、春の雨を連想させることから「春雨」と名づけられ、現在の一般的な名称となっています。

春雨の種類

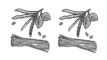

　春雨は主にでんぷんからできており、使われる原材料で2種類に分けられます。

緑豆春雨
（りょくとう）
　緑豆でんぷんが原料。コシがありほどよい噛みごたえ。熱に強いため、伸びにくい。

　※緑豆ってなに？
　　別名ヤエナリ。でんぷん質が多い豆科で、湯がくとホクホクとした食感に。

普通春雨
　じゃがいもやさつまいものでんぷんが原料。緑豆春雨に比べやわらかく、調味料がからみやすい。

春雨の栄養

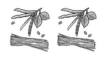

　しらたきのように低カロリー・低糖質と思われがちですが、原料がいも類や緑豆のでんぷんであることから、糖質が主成分です。

　じゃがいもやさつまいも、または緑豆のでんぷん部分を抽出して作っているため、ビタミンやミネラル、食物繊維といった栄養価は大きく期待できませんが、野菜やたんぱく質と組み合わせてとると栄養バランスがよくなります。

　また、ゆでると水分を取り込んで約4倍にまで膨らむため、料理のかさ増しになり満腹感を得やすいです。ゆでた普通春雨は100gあたり80kcal、緑豆春雨は84kcalで、ほかの乾麺の場合（100g当たりでゆでた状態）、そばは114kcal、うどんは126kcal、そうめんは127kcal、スパゲティは165kcalです。ほかの麺類に比べ、春雨は低カロリーであることがわかります。和洋中どの料理の味つけにも合い、温冷ともにおいしさが変わらないので、ほかの乾麺の代替品として使うのもおすすめです。きざんで細かくし、チャーハンにまぜる、ハンバーグのひき肉の量を減らして入れるなど、他の料理へ混ぜても美味しくいただけます。

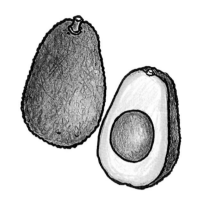

アボカド

　原産地はメキシコと中央アメリカで古代アステカ時代から「生命の源」と呼ばれ珍重されてきました。日本には大正時代に初めて入ってきましたが、当時の日本人の口には合わず、近年になってヘルシーブームに乗って人気が高まりました。

別名「森のバター」アボカド

　アボカドは栄養価の高い果物として知られています。

　その理由の一つに高い脂肪分にあり、全体の20%を占めています。不飽和脂肪酸であるn-9系のオレイン酸が多く、善玉コレステロールを減らさず悪玉コレステロールを低下させる作用があります。また抗酸化作用を代表するビタミンE・A・Cといったビタミンやミネラルを10種類以上含む、美容効果に優れた食材です。

　またアボカドは食物繊維も豊富で100g当たり5.3gと果物や野菜のなかでもトップクラスです。そしてアボカドに含まれるオレイン酸が、便の表面をコーティングし便を排泄しやすい状態になり便秘解消が期待されます。

　ただしアボカドは三大栄養素で脂質に分類され、高カロリーな食材です（1個あたり260〜300kcal）。1日の摂取量は1/4〜1/2個を目安にするとよいでしょう。

　アボカド約1/4個当たり（40g）の油脂＝植物油大さじ1＝マヨネーズ10g＝バター10g＝ベーコン1枚

アボカドの選び方

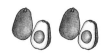

ポイントは、つやがあって大きくぷっくりしたものを選びましょう。あまり黒くなっていない頃が買いどきです。

20℃前後の場所で追熟させましょう。27℃以上で追熟障害が起きるので注意。りんごから出るエチレンガスでの追熟方法もよい。

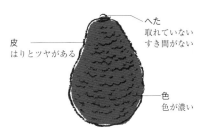

皮
はりとツヤがある

へた
取れていない
すき間がない

色
色が濃い

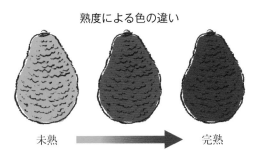

熟度による色の違い

未熟 → 完熟

アボカドの追熟に適した温度

27℃	20℃	5℃
高すぎ	最適	低すぎ

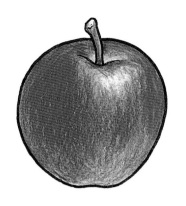

林檎 (りんご)

　長野県は林檎の生産量が全国で第2位であり、馴染みの深い果物ですね。林檎は、人類が食した最古の果物といわれています。イギリスでは「一日一個の林檎は医者を遠ざける」ということわざもあり、栄養価が高い果物であると知られています。

林檎の種類～長野県だけの品種～

　長野県のオリジナル品種で有名なのが、「秋映」「シナノゴールド」「シナノスイート」の三種類で、「りんご三兄弟」ともいわれています。

秋映	シナノゴールド	シナノスイート
さわやかな酸味と甘みのバランスが絶妙。パリッとした歯ごたえ。	香りがあり、ジューシー。貯蔵性にも優れている。	酸味がほとんどなく、濃厚な甘み。たっぷりの果汁とやわらかな食感。

林檎の栄養

★食物繊維
　水溶性食物繊維の「ペクチン」を豊富に含み、腸内からコレステロールや糖質の吸収を防ぎ、血清コレステロールや血糖の上昇を抑える作用、老廃物排泄の促進、便秘の改善などに効果的といわれています。皮に多く含まれるので、むかずにそのまま食べるとよいでしょう。

★ポリフェノール
　林檎を切ってしばらくすると茶色に変色しますが、これはポリフェノールの酸化が理由です。酸化が進むほどポリフェノールの効果が弱まるので、切ったあとは食塩水やレモン水につけ変色を防ぎましょう。林檎には、ポリフェノールの種類のなかでも「プロシアニジン」が豊富に含まれ、抗酸化作用があり、血液中の脂質の酸化を防ぎ、動脈硬化の予防にも効果的といわれています。

★カリウム

　体内のナトリウムを排泄する働きをもつカリウムが多く含まれ、血圧の調整に関与します。利尿作用もあるので、むくみの解消にも。細胞内の酵素反応を調節する働きもあり、エネルギー代謝をスムーズに行わせ、細胞が正常に活動する環境づくりにも欠かせません。

選び方と保存方法

★選び方

　皮に張りとつやがあり、下の部分まで赤みを帯びていると完熟のサインです。

★保存方法

　乾燥に弱い果物なので、水分の蒸発を防ぐためポリ袋に入れて冷蔵庫の野菜室または温度差のない冷暗所で保存しましょう。手間はかかりますが、林檎を１個ずつ新聞紙などのやわらかめの紙で包んでからポリ袋へ入れると、林檎の呼吸作用で発生した水滴や炭酸ガスを吸うため、温度と湿度の変化を緩和し長期間保管できます。林檎は果実の追熟を促すエチレンガスを発生するため、ほかの果物や野菜と一緒の袋に入れると傷みやすくなる場合があるので分けて保存しましょう。

果皮のベタベタは何？

　熟すに従って分泌されるリノール酸やオレイン酸が表皮のろう物質を溶かしている現象です。

　これは、水分が蒸発して乾燥するのを防ぐためになるものです。林檎が食べごろになった目安ともいえますが、すべての品種がなるわけではありません。ふじや王林ではあまりみられず、ジョナゴールドやつがるでみられます。

レシピ

高血圧、糖尿病、脂質異常症。生活習慣病の予防に
役立つレシピです。主菜からデザートまで揃ったメ
ニューは、どれも手軽なものばかり。おいしい食生
活から健康づくりを始めてみませんか。

まぐろアボカド丼

`高血圧` `糖尿病` `脂質異常症`

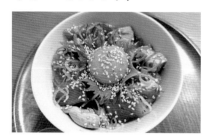

材料（2人分）

ごはん	320g
まぐろ（刺身）	140g
大葉	2枚
小ねぎ	4g
卵黄（M）	2個
アボカド	1個
A　ごま油	大さじ½
白だし	小さじ1
しょうゆ	大さじ1
白ごま	適量

（1人分）エネルギー540kcal／たんぱく質25g／脂質22g／糖質52g／食物繊維1.3g／塩分1.3g

作り方

1 アボカドとまぐろは2cm角に切る。

2 1をAと混ぜ合わせる。

3 どんぶりにごはんを盛り、2をのせ、その上に大葉、卵黄、小ねぎを盛りつけ、白ごまをふりかける。

🖍 **memo** 🖍

- しょうゆは減塩しょうゆを使用したり、白だし不使用で0.5g（小さじ1）の塩分カットになります。
- まぐろ、アボカドには体内で合成されない必須アミノ酸「トリプトファン」が豊富に含まれています。

押し麦で五目とろろ丼

`高血圧` `糖尿病` `脂質異常症`

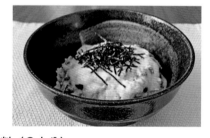

材料（2人分）

押し麦	½カップ
米	1カップ
水	1と½カップ
長いも	150g
鶏もも肉	50g
しいたけ	2枚
しめじ	½株
にんじん	50g
いんげん	4本
A　和風顆粒だし	小さじ1
水	½カップ
みりん	大さじ1
しょうゆ	小さじ2
刻みのり	適宜

（1人分）エネルギー396kcal／たんぱく質16.0g／脂質3.1g／糖質72.5g／食物繊維6.7g／塩分1.1g

作り方

1 押し麦と米は洗い、炊飯器に分量の水を入れて炊く。

2 鶏もも肉、しいたけ、しめじ、にんじんは角切り、いんげんは下ゆでして食べやすい大きさに切る。

3 鍋にAを入れて煮立て、鶏もも肉・にんじん・きのこ類の順に加え、煮詰めて水分をとばし、2のいんげんを混ぜる。

4 長いもをすりおろし、3の具と煮汁も少量加えて混ぜる。

5 押し麦ごはんを盛り、4と刻みのりをトッピングする。

🖍 **memo** 🖍

- 白米はごはん1膳0.5g、押し麦ごはんは1膳でも0.9gと食物繊維が豊富です。

高血圧 糖尿病 脂質異常症

押し麦トマトリゾット

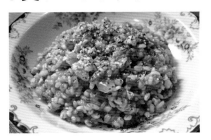

材料（2人分）

押し麦	80ｇ
米	50ｇ
鶏ささみ	50ｇ
玉ねぎ	½個
トマト缶	½缶
ローリエ	1枚
にんにく	ひとかけ
オリーブオイル	大さじ½
コンソメ固形	1個
水	400ml
白ワイン	大さじ1と½
バター	小さじ1
塩・こしょう	少々
粉チーズ、ドライパセリ	お好み

作り方

1 鍋にお湯（水400ml）を沸かし、コンソメを入れてブイヨンを作っておく。
2 玉ねぎとにんにくは粗めのみじん切り、鶏ささみは小さめの角切りにする。
3 深めのフライパンに、オリーブオイルとにんにくを入れて、弱火で炒め、玉ねぎ→鶏ささみの順で玉ねぎがしんなりするまで炒める。
4 米と押し麦（どちらも洗わない）を入れ、米が透明になるまで炒め、白ワインを加えてアルコールをとばし、トマト缶とローリエを入れて混ぜ合わせる。
5 1を全体がヒタヒタになる程度に入れ、ときどき混ぜながら弱火〜中火で煮る。水分がなくなってきたら、残りの1を足して3〜4回繰り返し煮る。
6 米と押し麦に火が通ったら塩・こしょうで味をととのえ、バターを加え混ぜる。
7 器に盛り、粉チーズとドライパセリをお好みでふりかける。

🖍🖍 memo 🖍🖍
・押し麦の食物繊維は、お米の約19倍。さらに白米には含まれない水溶性の食物繊維は、急激な血糖値の上昇を抑制する作用があります。

（1人分）エネルギー373kcal ／たんぱく質11.3g ／脂質7.3g ／糖質54.2g ／食物繊維6.0g ／塩分1.8g

---

高血圧 糖尿病 脂質異常症

新玉ねぎの炊き込みごはん

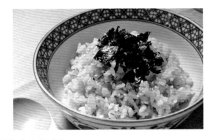

材料（4人分）

新玉ねぎ	中2個（400ｇ）
米	2合
押し麦	50ｇ
水	300ml
A　鶏ガラスープの素	小さじ3
A　酒・しょうゆ	各大さじ1
A　ごま油	小さじ2
白ごま・揉み海苔	お好みで

作り方

1 玉ねぎは皮を剥き、厚さ5mm程度にスライスし、30分放置して空気にさらす。
2 炊飯器に研いだお米と押し麦に水を入れ、軽く混ぜ30分浸水後、1の玉ねぎを上に乗せ、Aの調味料を全体に回しかけて普通に炊く。
3 炊き上がったら全体を混ぜ合わせ器に盛り、白ごまと揉み海苔をのせていただく。

🖍🖍 memo 🖍🖍
・玉ねぎはオリゴ糖がたっぷり。押し麦の繊維も手伝って、おなかの調子を整えます。
・調味料をコンソメやバターなどに替えて、アレンジするのもおススメです。

（1人分）エネルギー386kcal ／たんぱく質7.2g ／脂質4.0g ／糖質5.2g ／食物繊維3.2g ／塩分1.4g

高血圧 糖尿病 脂質異常症

ごぼうとひじきの玄米チャーハン

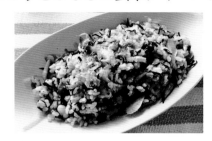

材料（2人分）

玄米ごはん	2膳弱（260g）
ごぼう	½本（100g）
乾燥ひじき	大さじ1
しめじ	½株（60g）
大豆水煮	50g
かつお節	適宜
にんにく	少々
しょうが	少々
A 酒	小さじ2
しょうゆ	小さじ2
みそ	小さじ1

※Aの調味料は合わせておく。

オリーブオイル	小さじ2

作り方

1 ごぼうは、薄いささがきにし、水にしばらくさらしたら水気をきる。

2 しめじは房をばらし、にんにく・しょうがはみじん切り、ひじきは戻しておく。

3 フライパンにオリーブオイル、にんにく、しょうがを入れて香りが出るまで炒める。

4 3にごぼう、ひじき、しめじ、大豆を入れてさらに炒めて具材をしんなりさせる。ごぼうがやわらかくなったら、玄米ごはんを入れて混ぜ合わせる。

5 4にAを入れて味をととのえる。器に盛りつけ、かつお節をのせる。

🖍 memo 🖍

- 体を温める作用のある玄米を使用しています。玄米はビタミンB$_1$を多く含み、糖質の代謝を促す効果があります。食物繊維は白米の約4倍。
- チャーハンの具材は大きめに切って、自然と噛む回数が増えるようにします。

（1人分）エネルギー367kcal ／たんぱく質13.5g ／脂質8.2g ／糖質51.6g ／食物繊維9.4g ／塩分1.4g

---

高血圧 糖尿病 脂質異常症

和風きのこリゾット

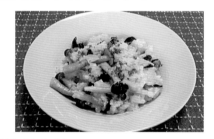

材料（2人分）

米	1合
玉ねぎ	¼個
しょうが	5g
エリンギ	30g
しめじ	100g
パセリ	適量
オリーブオイル	小さじ2
パルメザンチーズ	大さじ3
塩・こしょう	少々
コンソメ固形	½個
水	2と½カップ（500ml）

作り方

1 玉ねぎとしょうがはみじん切りに、エリンギは食べやすい大きさに切る。しめじは小房にわけておく。

2 米をといで水をきったら、1とパセリ以外の残りの材料すべてと一緒に、炊飯器の中に入れる。平らにならし、普通炊きをする。

3 炊き上がったら、しゃもじでかるく混ぜて器に盛る。パセリをちらす。

🖍 memo 🖍

- こってりしがちなリゾットも、バターの代わりにオリーブオイルを使って、チーズの量も調整するとさっぱり食べやすくなります。

（1人分）エネルギー37kcal ／たんぱく質10.8g ／脂質8.0g ／糖質60.9g ／食物繊維3.4g ／塩分1.1g

高血圧 **糖尿病** **脂質異常症**

ゴーヤドライカレー

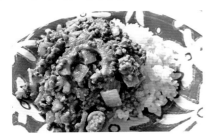

材料（4人分）

ゴーヤ	1本
あい挽き肉	250g
玉ねぎ	中1個
トマト	大1個
にんにく	1かけ
しょうが	1かけ
オリーブオイル	大さじ1
カレー粉	大さじ2
A トマトケチャップ	大さじ2
ウスターソース	小さじ2
オイスターソース	小さじ2
はちみつ	小さじ2

作り方

1 玉ねぎは1cm角、にんにく・しょうがはみじん切りにする。

2 ゴーヤは中わたを取り除き3mm幅にスライスし、塩小さじ1（分量外）でもんで10分おく。

3 トマトは湯むきして、1cm角にザク切りしておく。

4 2を熱湯で20秒湯がき、水で洗ってキッチンペーパーで水気をとっておく。

5 フライパンにオリーブオイル、にんにく・しょうがを入れて温め、香りが立ってきたら玉ねぎを加えて、うっすらあめ色になるまで炒める。

6 あい挽き肉を入れて色が変わるまで炒めたら、カレー粉を加え混ぜ香りを出す。

7 Aを混ぜ入れ、3を入れて煮立ったらふたをして弱火〜中火で5分煮る。

8 ときどき混ぜながら煮詰め、水分がなくなってきたら4を加え5分煮る。

🖍 **memo** 🖍

• ゴーヤは塩もみしたあと、さっと湯がいて流水にさらすと苦みがやわらぎます。

• 残ったカレーはパンに挟んでカレーパンもおすすめ。お弁当のおかずにもよいです。

（1人分）エネルギー252kcal ／たんぱく質14.1g ／脂質13.0g ／糖質15.5g ／食物繊維4.1g ／塩分0.9g ※栄養価に「ごはん」は含まれていません

高血圧 **糖尿病** 脂質異常症

秋刀魚の蒲焼き缶で炊き込みご飯

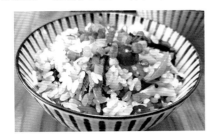

材料（5人分）

米	2合
A 酒	大さじ3
みりん	大さじ1
しょうゆ	大さじ1
生姜	ひとかけ
秋刀魚の蒲焼き缶	1缶（100g）
にんじん	⅓本（80g）
えのき	60g
しめじ	60g
小ねぎ	10g

作り方

1 生姜、にんじんは千切りに、えのきは3cmに切る。しめじは房をバラす。小ねぎは小口切りにする。米をといでおく。

2 炊飯器に米とAを入れて、炊飯器の2の目盛りまで水（分量外）を入れる。

3 秋刀魚の蒲焼き缶の汁を2に加えさっと混ぜる。（蒲焼きは最後にのせる）

4 3に1の小ねぎ以外の材料を入れ、秋刀魚の蒲焼きをのせ炊飯する。

5 炊き上がったら、秋刀魚の蒲焼きをほぐすように全体を混ぜる。最後に小ねぎを散らす。

🖍 **memo** 🖍

• 魚の缶詰も生魚と同等の栄養が摂れるので、ストックしておくと便利です。

（1人分）エネルギー330kcal ／たんぱく質8.3g ／脂質3.2g ／糖質60.6g ／食物繊維1.9g ／塩分0.8g

みょうがのいなりずし

高血圧　糖尿病　脂質異常症

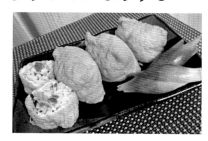

材料（2人分）

ごはん	1合
みょうが	3個
大葉	4枚
生姜	50g
白ごま	少々
油揚げ	4枚
A 塩	ひとつまみ
酢	小さじ1と½
砂糖	大さじ1
B 酒	大さじ2
しょうゆ	小さじ2
みりん	大さじ1

作り方

1 油揚げは油抜きをして半分に切り、鍋にBの調味料を煮立たせ油揚げを入れ、落とし蓋をして煮汁が無くなるまで煮る。

2 炊き上がったご飯（熱いうちに）にAをひと煮立ちしたものを入れて混ぜる。

3 みょうがは細切り、大葉・生姜は千切りにしておく。

4 2に白ごま、3を入れて混ぜ、8等分したら油揚げに詰めて完成。

🖍🖍 memo 🖍🖍

・みょうがの甘酢漬けを付け合せとして添えました。さっぱり酢の味で食欲が増し、夏バテ予防に効果的です。

（1人分）エネルギー463kcal ／たんぱく質11.9g ／脂質9.1g ／糖質73.6g ／食物繊維2.4g ／塩分1.0g

---

赤飯

高血圧　糖尿病　脂質異常症

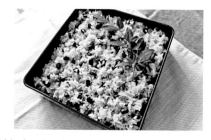

材料（8人分）

もち米	4合
小豆	100g
塩	小さじ2
ごま塩	お好み

作り方

1 鍋に小豆と水を入れて、ひと煮立ちさせ水気をきる。

2 鍋に小豆を戻し入れ小豆全体がたっぷり被る水で火にかけ沸騰したら弱火で20分程度茹でる（硬めに）。

3 小豆の茹で汁を300ml取り分け、残りもとっておく。

4 洗っておいたもち米に3の残りの茹で汁を入れ混ぜ、もち米が充分浸かるように水を追加し6時間（一晩程度）おく。

5 4のもち米をザルに上げ、30分程水気をきったら、蒸し器に固く絞った蒸し布を敷きもち米を平らにならしてから包み、中火〜強火で40分蒸す。

6 ふたを取って布を開き3の小豆の茹で汁300ml（塩を加えて温める）を手早く回し入れ2の小豆を加えて底からよくもち米と混ぜあわせて、再び布で包みふたをして10分蒸す。

7 蒸し上がったら、炊飯器に移し食べるまで保温し、ごま塩をお好みでかけていただく。

🖍🖍 memo 🖍🖍

・蒸し時間はもち米の硬さを見ながら調整してください。

（1人分）エネルギー218kcal ／たんぱく質5.5g ／脂質0.7g ／糖質42.8g ／食物繊維3.0g ／塩分1.2g（赤飯のみ）

高血圧　糖尿病　脂質異常症

おにかけ

材料（4人分・お椀8杯分）

冷麦	300g
にんじん	½本
キャベツの葉	2枚
玉ねぎ	½個
なす	中1本
さやいんげん	4本
みょうが	2本
ちくわ	1本
油揚げ	½枚
サラダ油	大さじ1
めんつゆ3倍濃縮	大さじ2と½

🧴🖊 memo 🧴🖊

- おにかけは、煮たてた具材を温かくした麺類にかけて食べることから、その名がついたといわれています。「ハレの日の食」として今も愛される、信州の郷土料理のひとつです。

作り方

1 冷麦は少し硬めにゆで、流水でよくもみ洗いし8等分の一口大に巻いて、ザルなどに並べておく。

2 玉ねぎは5mm幅のくし切り、にんじんとなす（切ったら水にさらす）は4～5cmの短冊切り、その他の野菜、ちくわ・油揚げも同じくらいの大きさに切る。

3 鍋にサラダ油をひき、みょうが以外の具材を炒める。全体に油が回って、しんなりしてきたら水800mlとめんつゆを入れ弱火～中火で具材に火が通るまで煮る。

4 お椀を8個用意する。冷麦を3に入れ、さっと温めたらお椀に移し、具材とみょうがをのせて、煮汁を注ぐ。

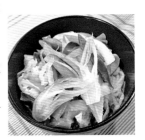

（お椀2杯分）エネルギー360kcal ／ たんぱく質10.3g ／ 脂質5.2g ／ 糖質61g ／ 食物繊維4.1g ／ 塩分4.1g

---

高血圧　糖尿病　脂質異常症

にらたっぷりの混ぜそば

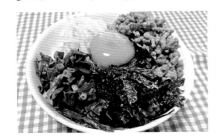

材料（2人分）

にら	½束（50g）
もやし	50g
卵黄	2個
中華麺	240g
A みそ	小さじ2
豆板醤	小さじ½
ポン酢	小さじ1
小ねぎ	4本（20g）
豚ひき肉	200g
焼きのり	お好みで
ごま油	大さじ1と⅓

作り方

1 にらは1cm幅に、小ねぎは小口切りにする。にら・もやしをさっとゆでておく。

2 ごま油小さじ1をフライパンに入れ、豚ひき肉を炒める。途中Aをすべて入れ、味をととのえておく。

3 中華麺をゆで、麺がくっつかないようにごま油大さじ1で和えておく。

4 3を皿に盛りつけ、その上ににら・小ねぎ・もやし・2・適当な大きさにちぎったのりを盛りつけ、中央に卵黄を落とす。

🧴🖊 memo 🧴🖊

- 酸味や辛味を少し足し、みその量を減らすと減塩につながります。
- お子さんが食べる際は味つけの豆板醤をなくしましょう。

（1人分）エネルギー648kcal ／ たんぱく質33.5g ／ 脂質33.5g ／ 糖質66.3g ／ 食物繊維4.4g ／ 塩分1.8g

高血圧 **糖尿病** **脂質異常症**

夏野菜のそうめんチャンプルー

材料（2人分）

そうめん（乾）	150g（茹でると約400g）
豚ひき肉	100g
長なす	1本
ピーマン	1個
ミニトマト	6個
小ねぎ	4本
ごま油	小さじ2
おろししょうが	少々
塩	小さじ¼
黒こしょう	少々
酒	大さじ½
しょうゆ	小さじ1
カレー粉	小さじ½

memo

• 一品でたんぱく質と食物繊維がとれるので、簡単に済ませたいときにおすすめです。

作り方

1 そうめんは茹でて水気をきっておく。

2 なすはへたを取って縦半分に切り斜め薄切りにして水にさらし、水気をきる。

3 ピーマンは千切りに、ミニトマトは半分に、小ねぎは4cmに切る。

4 フライパンにごま油を入れて、おろししょうが・豚ひき肉を入れて炒める（ひき肉は、押しつけるようにしてゴロっとした食感を出す）。

5 長なす・ピーマンを入れてしんなりするまで炒め、塩・黒こしょう・カレー粉をふりなじませる。

6 酒・しょうゆを加え、そうめんとミニトマト・小ねぎを加え強火でさっと炒める。

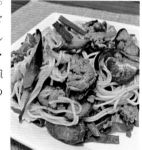

（1人分）エネルギー452kcal／たんぱく質17.6g／脂質13.7g／糖質55.9g／食物繊維4.4g／塩分1.6g

高血圧 **糖尿病** **脂質異常症**

五目あんかけうどん

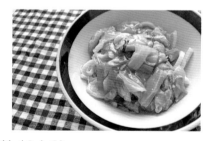

材料（2人分）

豚もも肉	100g
キャベツ	120g
玉ねぎ	60g
にんじん	30g
長ねぎ	30g
うどん（ゆで）	2玉（400g）
ごま油	小さじ1
水溶き片栗粉	（片栗粉と水）各大さじ2

A		
	水	350ml
	しょうゆ	大さじ1
	みりん	大さじ1
	酒	大さじ2
	鶏ガラスープの素	小さじ1
	しょうが絞り汁	少々

作り方

1 豚もも肉・キャベツは一口大に、玉ねぎ・長ねぎは薄切り、にんじんは短冊切りにする。

2 フライパンにごま油をひき、1の長ねぎ以外の材料を入れてさっと炒める。

3 2にAを入れて、野菜がやわらかくなるまで煮る。長ねぎを入れて、水溶き片栗粉でとろみをつける。

4 ゆでたうどんに3をかける。

memo

• しょうがなどの香辛料も、しぼり汁を少量使うことで刺激を抑えられ減塩効果にもなります。

（1人分）エネルギー427kcal／たんぱく質18.9g／脂質6.4g／糖質61.6g／食物繊維4.0g／塩分3.9g

高血圧 糖尿病 脂質異常症

白菜のクリームパスタ

材料（2人分）

スパゲティ（乾）	160g
白菜	160g
しめじ	½株
玉ねぎ	¼個
ベーコン	70g
豆乳	300ml
オリーブオイル	大さじ1
小麦粉	小さじ1
コンソメ顆粒	小さじ1
塩	少々
黒こしょう	お好み
粉チーズ	お好み
ドライパセリ	お好み

🖊️🖊️ memo 🖊️🖊️

- 生クリームを使わず、豆乳でもコクのある クリームパスタです。
- 白菜は芯の部分と葉の部分を分けて加熱時 間を工夫するとよいでしょう。

作り方

1 ベーコンは5mm角の細切り、しめじは ばらし、玉ねぎは薄切り、白菜は芯の部 分を細切り、葉の部分はザク切りにする。

2 鍋にたっぷりのお湯を沸かし、スパゲ ティをゆでる。

3 フライパンにオリーブオイルをひき、 ベーコンを弱火でじっくり炒める。焦げ 目がついてきたら一旦取り出し、続けて 玉ねぎを焦げないように炒める。

4 玉ねぎがしんなりしてあめ色になったら 小麦粉を加え混ぜる。豆乳を少しずつ入 れながらダマにならないようのばし、コ ンソメと塩で味をととのえる。

5 2で白菜としめじ をさっと湯がき、 4にベーコンと入 れ混ぜ合わせる。

6 ゆであがったスパ ゲティを5のソー スに絡める。器に 盛り、黒こしょ う・粉チーズ・ド ライパセリをお好 みでふりかける。

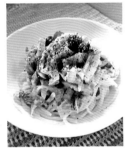

（1人分）エネルギー616kcal／たんぱく質22.8g／脂質25g／糖質61.5g／食物繊維6.0g／塩分1.6g

高血圧 糖尿病 脂質異常症

えびとブロッコリーのトマトパスタ

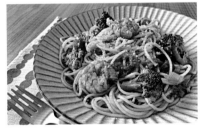

材料（2人分）

スパゲティ（乾）	200g
オリーブオイル	大さじ1
にんにく	ひとかけ
えび（カラ付き）	6尾
玉ねぎ	1/2個
ブロッコリー	90g
カットトマト缶	1缶（400g）
酒	小さじ1
A ローリエ	1枚
コンソメ顆粒	小さじ1と1/2
塩	ひとつまみ
こしょう	少々
粉チーズ	小さじ1

作り方

1 えびはカラとしっぽをむき、背わたを取 り除き酒でもむ（カラとしっぽは取って おく）。

2 包丁の背でにんにくをつぶす。ブロッコ リーは一口大にして茹でておく。

3 フライパンにオリーブオイル、にんに く、えびのカラとしっぽを入れて弱火～ 中火で熱する。

4 香りが出てきたらえびのカラとしっぽを 取り除く。

5 スパゲティを表示時間通りに茹でる（パ スタソースが出来上がる時間に合わせる）。

6 4にみじん切りにした玉ねぎ、えびを入 れ炒めトマト缶、Aを入れて煮込む。汁 が少し減るまで煮詰める（約15分）。

7 6に茹でたスパゲティ、ブロッコリーを 入れてソースとからめる。

8 皿に盛りつけて、仕上げに粉チーズをふ る。

🖊️🖊️ memo 🖊️🖊️

- えびのカラとしっぽを炒めることで、え びの香りが出るので塩分が少なくても美味 しくいただけます。

（1人分）エネルギー560kcal／たんぱく質22.8g／脂質9.2g／糖質85.0g／食物繊維8.6g／塩分1.5g

高血圧 糖尿病 脂質異常症

鶏肉のハニーマスタード焼き

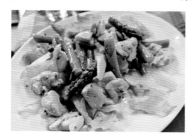

材料（2人分）

鶏もも肉	200g
アスパラ	100g
レタス	2枚
オリーブオイル	小さじ1
A　はちみつ	小さじ1
粒マスタード	小さじ½
しょうゆ	小さじ1
酒	小さじ1

作り方

1　アスパラは30秒ほど塩ゆでして3cmの斜め切りにする。

2　鶏もも肉は一口大に切り、オリーブオイルをひいたフライパンで焦げないように焼く。出てきた余分な油はキッチンペーパーでふきとる。

3　鶏肉に火が通ったら、1を加えて炒め合わせ、Aで味つけをする。

4　お皿にちぎったレタスをしき、その上に3を盛りつける。

🖍️🖍️ memo 🖍️🖍️

●アスパラは、炒めすぎると水気が出るので、さっと炒め合わせましょう。

（1人分）エネルギー218kcal ／たんぱく質24.4g ／脂質8.1g ／糖質9.1g ／食物繊維1.3g ／塩分1.1g

---

高血圧 糖尿病 脂質異常症

あっさりかに玉

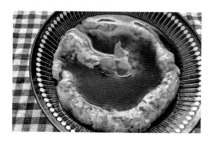

材料（4人分）

卵（M）	4個
きくらげ	4g
干ししいたけ	小1枚（2g）
にんじん	⅓本（40g）
かに風味かまぼこ	80g
みつば	適宜
A　砂糖	小さじ2
しょうゆ・みりん・酒	各小さじ1
塩	少々
サラダ油	大さじ1
B　だし汁	150ml
砂糖	小さじ1
しょうゆ	小さじ⅔
黒酢	大さじ1
片栗粉	小さじ1

作り方

1　きくらげとしいたけは水で戻す。きくらげはサッとゆで、それぞれ細切りにする。

2　かに風味かまぼこはほぐし、にんじんは千切り、みつばは5cmに切る。

3　フライパンに半量のサラダ油を熱し、1とかに風味かまぼこ、にんじんを炒めてAを加え、火が通ったら皿に取り粗熱をとる。

4　ボウルに卵を溶きほぐし、3を加えて混ぜる。

5　フライパンに残りのサラダ油をひき、4を流し入れて焼く。

6　鍋にBを入れて火にかけ、水溶き片栗粉を加えてとろみをつける。

7　皿に5を盛り、6をかけ、みつばをちらす。

🖍️🖍️ memo 🖍️🖍️

●黒酢の酸味と風味が効いたあんかけなので、塩分抑えめでもおいしいです。

●さらに減塩をしたい方は、黒酢の量を増やししょうゆの量を減らしましょう。

（1人分）エネルギー167kcal ／たんぱく質10.6g ／脂質9.3g ／糖質7.2g ／食物繊維1.3g ／塩分0.9g

小松菜のさばのみそ煮のせ

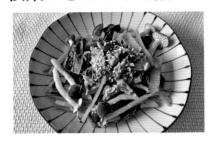

材料（3人分）

さばのみそ煮缶	1缶（140g）
小松菜	130g
にんじん	60g
しめじ	100g
おろししょうが	お好み
ごま	適宜

（1人分）エネルギー126kcal ／たんぱく質9.7g ／脂質7.1g ／糖質5.2g ／食物繊維3.0g ／塩分0.5g

作り方

1. にんじんは千切りに、小松菜は4cm幅に切る。しめじはバラしておく。

2. 1を耐熱皿に入れてふんわりラップをして、電子レンジ800wで約2分加熱する。

3. 2におろししょうがを混ぜてお皿に盛り、その上に煮汁をきったさばのみそ煮を盛り、ごまをふりかける。

🥛✏️ memo 🥛✏️

- さばのみそ煮の塩分は1缶当たり、1.8〜2gほどあります。野菜には味をつけず、魚と一緒に食べましょう。
- 臭みが気になる方は、大根おろしを添えて食べることをおすすめします。
- 時間がないときでも缶詰があればすぐに作れます。たんぱく質と食物繊維も一緒に補給できます。ここに主食（ごはん）を加えると、バランスの良い献立となります。
- 魚の缶詰はストックしておくと、調理時間の短縮や手軽なたんぱく質補給に便利です。

主菜

きのこと卵のココット

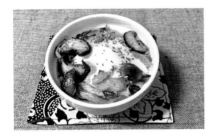

材料（2人分）

しいたけ	2個（30g）
まいたけ	⅓株（30g）
しめじ	⅓株（30g）
玉ねぎ	¼個
ベーコン	1枚
卵（M）	2個
塩・こしょう	少々
しょうゆ	数滴
オリーブオイル	小さじ1
ドライパセリ	お好み

（1人分）エネルギー160kcal ／たんぱく質8.4g ／脂質12.4g ／糖質2.7g ／食物繊維1.6g ／塩分0.5g

作り方

1. きのこ類は石づきをとり、食べやすい大きさに切る。玉ねぎは薄切り、ベーコンは1cm幅に切る。

2. 熱したフライパンにオリーブオイルをひき、玉ねぎとベーコン、きのこの順番に炒める。塩・こしょう・しょうゆで味つけをする。

3. 器に2の具材を入れ、上に卵を落とす。トースターで5〜6分ほど焼く。卵が半熟になったら取り出し、お好みでパセリをちらす。

🥛✏️ memo 🥛✏️

- お好みでほうれん草を入れると彩りもよく、ビタミンや鉄分、カルシウムも摂取できます。

`高血圧` `糖尿病` `脂質異常症`

ゴーヤと牛肉のウスターソース炒め

材料（4人分）

ゴーヤ	1本
牛肉	200g
玉ねぎ	½個
パプリカ赤・黄	中½個ずつ

A		
	ウスターソース	大さじ2
	トマトケチャップ	大さじ1
	砂糖	小さじ1
	しょうゆ	大さじ1
	片栗粉	小さじ1

卵（M）	2個
サラダ油	大さじ2

✏️✏️ memo ✏️✏️

- 牛肉には亜鉛が豊富。いつもの豚肉から牛肉に替えて貧血予防に。

作り方

1 ゴーヤは中わたを取り除き5mm幅にスライスし、玉ねぎとパプリカは一口大に切る。牛肉は食べやすい大きさに切る。

2 Aを合わせておく。

3 水を沸騰させた鍋に塩を一つまみ（分量外）入れたところに、ゴーヤ・玉ねぎ・パプリカの順で、さっと湯がいて取り出しておく。

4 フライパンにサラダ油大さじ1を入れて熱し、溶き卵を流し入れ半熟で取り出しておく。サラダ油大さじ1を追加し、牛肉・3を順に加えて炒め、2を入れて混ぜ合わせる。最後に卵を戻し入れる。

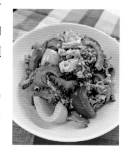

（1人分）エネルギー265kcal ／ たんぱく質16.5g ／ 脂質15.2g ／ 糖質11.4g ／ 食物繊維3.0g ／ 塩分1.8g

---

`高血圧` `糖尿病` `脂質異常症`

ココナッツオイルのチキン南蛮

材料（3人分）

鶏ささみ	400g
片栗粉	大さじ1
ココナッツオイル	大さじ1と½

A		
	しょうゆ・酢・みりん	各大さじ1
	はちみつ	小さじ1

B		
	ゆで卵（M）	1個
	玉ねぎ	小¼個
	酢	小さじ2
	マヨネーズ	大さじ3
	はちみつ	小さじ½
	パセリみじん切り	大さじ1
	塩・こしょう	適量

✏️✏️ memo ✏️✏️

- パサつきがちで淡泊なささみもココナッツオイルの風味とタルタルソースがカバー。満足な一品。
- タルタルソースの玉ねぎから水分が出るので、お弁当には水気を絞った玉ねぎで調理しましょう。

作り方

1 タルタルソース（B）を作る。玉ねぎをみじん切りにし、ゆで卵はボウルの中でフォークで細かくつぶす。玉ねぎとその他の材料をすべて入れ混ぜ合わせる。

2 鶏ささみの筋を取り除き、塩・こしょう（分量外）をかるくふり片栗粉をまぶす。

3 フライパンにココナッツオイルをひき、2を中火で焼き、焦げないように中まで火を通す。

4 フライパンの余分な油をキッチンペーパーでふき取り、電子レンジ600wで10秒加熱したAを回し入れ鶏ささみに絡ませる。

5 お皿に好みのつけあわせとともに盛りつけ、1をかける。

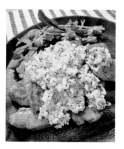

（1人分）エネルギー273kcal ／ たんぱく質22.7g ／ 脂質13.8g ／ 糖質11.2g ／ 食物繊維0.2g ／ 塩分1.4g

こんにゃく餃子

材料（4人分）

板こんにゃく（黒）	⅓枚（100g）
豚ひき肉	80g
キャベツ	160g
にら	⅓束
塩	少々
餃子の皮	25枚
水	200ml
A しょうゆ	小さじ1
片栗粉	大さじ1
おろししょうが	小さじ1
サラダ油	小さじ1
ごま油	小さじ2
ポン酢などお好みのたれ	お好み

🧂🧂 memo 🧂🧂
- 1人前の餃子6個は336kcal、こんにゃく餃子は233kcalと約100kcal（油大さじ1杯分）ヘルシーになります。

作り方

1 こんにゃくは粗みじんに切って下ゆでし、水気をきる。キャベツとにらは、みじん切りにし、塩もみしておく。

2 ボウルに豚ひき肉、こんにゃく、水気を絞ったにらとキャベツ、Aを加え混ぜる。

3 餃子の皮に2を等分量ずつのせ、片側に水を塗ってひだを寄せながら閉じる。

4 フライパンにサラダ油をひき、3を並べる。餃子の底に焦げ目がついたら、水200mlを入れる。

5 中火で水が少なくなりパチパチと音がしてきたら弱火にし、ごま油を回し入れて、強火でカリっと仕上げる。お好みのたれにつけていただく。

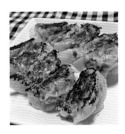

（1人分）エネルギー246kcal／たんぱく質8.6g／脂質10.7g／糖質26.1g／食物繊維2.7g／塩分1.1g

さやいんげんと鶏肉のにんにく炒め

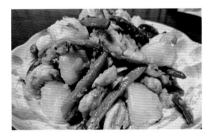

材料（4人分）

鶏もも肉	300g
さやいんげん	50g
じゃがいも	中3個（270g）
オリーブオイル	大さじ1
塩・こしょう	各小さじ1
コンソメ顆粒	小さじ1
にんにく・鷹の爪	適量

作り方

1 じゃがいもは一口大に切って、かためにゆでておく。さやいんげんもかためにゆで、斜め切りにする。にんにくは薄切り、鷹の爪は小口切りに切る。

2 鶏もも肉は小さめの一口大に切りビニール袋に入れ、塩・こしょう（分量外）をふり、よくもみ込む。炒める直前に小麦粉（分量外）をふっておく。

3 オリーブオイルをフライパンに熱し、にんにくと鷹の爪を炒め、香りが出たら2を加え炒める。火が通ったらじゃがいもとさやいんげんを入れ、コンソメ・塩・こしょうを加え、調味料が全体に絡むように混ぜる。

🧂🧂 memo 🧂🧂
- にんにくとさやいんげんの成分が夏バテ予防に。
- 食材をゴロゴロと大きく切ると、ボリュームのある満足おかずになります。

（1人分）エネルギー280kcal／たんぱく質14.7g／脂質17.4g／糖質12.5g／食物繊維1.3g／塩分1.3g

主菜

高血圧 糖尿病 脂質異常症

じゃがいもとささみの和風マヨネーズ炒め

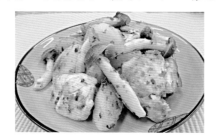

材料（2人分）

じゃがいも	中2個
しめじ	½株
鶏ささみ	2本
マヨネーズ	大さじ1強
塩	少々
こしょう	少々
しょうゆ	小さじ½
青のり	少々

（1人分）エネルギー211kcal／たんぱく質17.4g／脂質6.6g／糖質18.8g／食物繊維2.4g／塩分0.8g

作り方

1 じゃがいもは乱切りにして水にさらす。耐熱容器に入れてラップをし、電子レンジ600wで6～7分加熱する。

2 しめじは石づきをカットしてほぐす。鶏ささみは筋を除き一口大のそぎ切りにする。

3 フライパンにマヨネーズを入れて火にかけ、マヨネーズがプツプツとしてきたら鶏ささみを入れ、絡めながら炒める。

4 3に1、しめじを入れてさらに炒め、しんなりしたら、塩・こしょう・しょうゆで味をととのえ、仕上げに青のりをまぶす。

memo

●マヨネーズは大さじ1で塩分量0.2gです。塩分が低いだけでなくコクも出るので減塩におすすめの調味料です。

高血圧 糖尿病 脂質異常症

れんこんのはさみ焼き

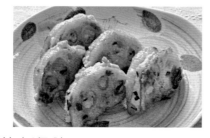

材料（10個分）

れんこん	200g
片栗粉（れんこん用）	大さじ1
豚ひき肉	150g
大葉	10枚
塩・こしょう	適量
ポン酢（たね用）	大さじ1
片栗粉（たね用）	小さじ1
サラダ油	小さじ1
ポン酢（味つけ用）	大さじ2

（1個）エネルギー65kcal／たんぱく質3.6g／脂質3.5g／糖質4.2g／食物繊維0.4g／塩分1.1g

作り方

1 れんこんは皮をむいて5mmの厚みで10等分に輪切りにし、さらに半分に切る。

2 1に片栗粉（れんこん用）をまぶす（袋に入れてふるとまんべんなくまぶせる）。

3 大葉をみじん切りにする（れんこんも余っていたらみじん切りに）。

4 豚ひき肉に塩・こしょう・3と片栗粉（たね用）・ポン酢（たね用）を入れて混ぜる。

5 4を10等分し、2のれんこんに挟む。

6 フライパンにサラダ油をひき、5を並べて中火～強火で1～2分焼く。

7 れんこんがはがれないように裏返し、ふたをして弱火で蒸し焼きにする。

8 たねに火が通ったら、ポン酢（味つけ用）を回し入れ、絡めて完成。

memo

●大葉の風味が強いので、調味料はポン酢のみでも。さっぱり味の照り焼きです。

玉ねぎだれの豚ヒレソテー

材料（4人分）

豚ヒレ肉	400g
小麦粉	大さじ1
玉ねぎ	½個
にんにく	1かけ
サラダ油	大さじ1
A 酢	大さじ1と½
しょうゆ	大さじ1と½
みりん	大さじ1
はちみつ	小さじ1

作り方

1 豚ヒレ肉は食べやすい大きさに切って塩・こしょう（分量外）を少々ふり、小麦粉を表面に薄くつける。

2 玉ねぎ・にんにくをすりおろし、Aと合わせておく。

3 フライパンにサラダ油をひき、1をくっつかないように両面焼く。

4 2を回し入れ、水分がなくなりお肉に絡むまで炒め合わせる。

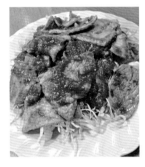

👉👉 memo 👈👈

・豚肉に豊富なビタミンB₁と、玉ねぎ・にんにくのアリシンで夏バテ防止に。

（1人分）エネルギー339kcal ／ たんぱく質20.5g ／ 脂質20.3g ／ 糖質14.2g ／ 食物繊維1.8g ／ 塩分1.3g

主菜

鶏肉とれんこんとしいたけの甘酢炒め

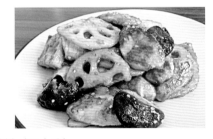

材料（2人分）

れんこん	115g
しいたけ	4枚（50g）
鶏むね肉（皮なし）	160g
酒・酢（下味用）	各小さじ1
ごま油	大さじ1
片栗粉	大さじ3
A しょうゆ	大さじ1強
みりん	大さじ1
酒	大さじ1
酢	大さじ2
炒りごま	小さじ1

作り方

1 れんこんは皮をむき、5mmの厚さの半月切りにし、酢水にさらしておく。しいたけは石づきを取り、半分に切る。鶏むね肉は、一口大のそぎ切りにし、下味用の酒・酢をもみ込む。

2 れんこんの水気をしっかりきる。Aを混ぜて用意しておく。

3 れんこん・しいたけ・鶏むね肉に片栗粉をまぶす。

4 フライパンにごま油をひき、3を全体に広げ、火が通るまで弱火で焼く。

5 中火にし、4にAを入れて焦げないように、全体に絡ませる。

👉👉 memo 👈👈

・鶏むね肉を鮭に替えてもおいしいです。

・れんこんは淡泊な見かけによらずビタミンCが豊富です。

（1人分）エネルギー282kcal ／ たんぱく質20.7g ／ 脂質8.2g ／ 糖質24.9g ／ 食物繊維2.3g ／ 塩分1.5g

高血圧 **糖尿病** **脂質異常症**

豆腐とツナのヘルシーハンバーグ

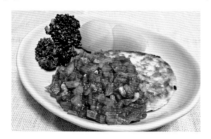

材料（2人分）

ツナ缶（水煮）	1缶
溶き卵（M）	½個
木綿豆腐	½丁
サラダ油	小さじ1
ブロッコリー	40g
じゃがいも	50g
セロリ	30g
にんじん	30g
玉ねぎ	30g
トマトジュース（無塩）	¾カップ
コンソメ顆粒	1g
塩・こしょう	少々

作り方

1 木綿豆腐はしっかり水きりをし、粗ほぐしにする。ツナ缶は汁をきっておく。

2 1をボウルに入れ、溶き卵を加えて混ぜ合わせる。塩・こしょうで下味をつける。

3 フライパンにサラダ油をひき、2を丸くまとめたものを焼く。焼き目がついてきたら裏返してふたをし、火が通るように弱火で焼く。焼き上がったら皿にとる。

4 細かく刻んでおいたにんじん・玉ねぎ・セロリを入れてさっと炒め、トマトジュースとコンソメを加えて5分ほど煮る。塩・こしょうで味をととのえる。

5 4を3にかけ、ゆでておいたブロッコリーとじゃがいもを添える。

🖍️ **memo** 🖍️

- 牛ひき肉を豆腐とツナに替えると脂質、特にコレステロールを抑えられます。

（1人分）エネルギー243kcal／たんぱく質21.1g／脂質11.0g／糖質11.3g／食物繊維3.1g／塩分1.0g

高血圧 **糖尿病** **脂質異常症**

切干大根とねぎの卵焼き

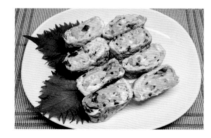

材料（4人分）

卵（M）	4個
切干大根	10g
しいたけ	1個
小ねぎ	1本
サラダ油	小さじ1
A しょうゆ	小さじ2
A 塩	ひとつまみ
A ごま油	小さじ1

作り方

1 切干大根は水で戻したあと、水分をよくきって1cm幅に切る。

2 小ねぎは小口切りにし、しいたけは石づきを取り薄切りにしておく。

3 卵をよく溶き、1・2・Aをすべて入れ混ぜ合わせる。

4 フライパンにサラダ油をひき、3を数回に分けて入れ、かたまり始めたら巻いていく。

5 焼き色がついたら裏返し弱火で焼く。両面ほどよい焼き色がついたら火を止める。

🖍️ **memo** 🖍️

- 弱火で焼くと、形よく焼くことができます。
- 切干大根・しいたけ・小ねぎを入れると、食物繊維が具の入らない卵焼きの約2倍になります。

（1人分）エネルギー119kcal／たんぱく質7.8g／脂質8.2g／糖質0.9g／食物繊維1.6g／塩分1.1g

高血圧 糖尿病 脂質異常症

長ねぎたっぷり餃子

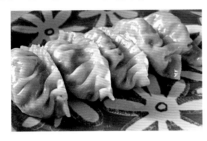

材料（20個分）

豚ひき肉	150g
長ねぎ	140g
白菜	140g
餃子の皮（大判）	20枚
サラダ油	大さじ1
塩	少々
A オイスターソース	大さじ1
おろしにんにく	1かけ分
おろししょうが	1かけ分
砂糖	小さじ½
ごま油・しょうゆ	各小さじ1

作り方

1 長ねぎと白菜は粗めのみじん切りにする。白菜のみかるく塩もみをしてしばらくおき、水気をよく絞っておく。

2 ボウルに豚ひき肉とAを入れて混ぜ合わせ、さらに1を加え混ぜ合わせる。

3 餃子の皮で2のあんを包む。

4 サラダ油を熱したフライパンに、餃子を並べ焦げ目がついてきたらお湯50mlを入れて蒸し焼きして、水気が飛んで中まで火が通ったら出来上がり。

🖍 memo 🖍

● ねぎとしょうがの風味が効いているので、ポン酢とラー油のあっさりとしたタレでいただくのがおすすめです。

（5個分）エネルギー263kcal ／たんぱく質11.8g ／脂質10.3g ／糖質26.4g ／食物繊維2.3g ／塩分0.8g

---

高血圧 糖尿病 脂質異常症

豆腐チャンプルー

材料（2人分）

木綿豆腐	1丁（350g）
ツナ缶詰（水煮）	1缶
もやし	1袋（200g）
溶き卵（M）	2個
小ねぎ	2本
かつお節	少々
ごま油	小さじ2
塩・こしょう	少々
しょうゆ	小さじ1

作り方

1 豆腐は縦半分に切ってから、横に幅1.5cmに切り10分ほど水きりする。ツナは汁をきっておく。小ねぎは小口切りにする。

2 フライパンにごま油小さじ1を中火で熱し、豆腐を並べ入れる。ときどき返しながら、両面にこんがりと焼き色がつくまで3分ほど焼いて皿に取り出す。

3 同じフライパンにごま油小さじ1をたし、ツナ・もやしを入れて炒める。もやしがしんなりとしたら豆腐を戻し炒め合わせ、溶き卵を回し入れる。

4 卵が固まってきたら、塩・こしょう・しょうゆを加えて全体を混ぜる。

5 器に盛り、かつお節・小ねぎをちらす。

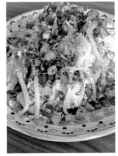

🖍 memo 🖍

● お酒のおつまみにもおすすめ。ヘルシーで良質なたんぱく質がとれます。

（1人分）エネルギー278kcal ／たんぱく質26.8g ／脂質16.0g ／糖質4.1g ／食物繊維2.1g ／塩分1.0g

豚のさっぱりしょうが焼き

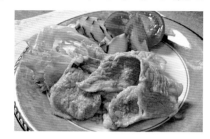

材料（2人分）

豚ロース肉（薄切り）	……………	200g
しょうが	……………………………	1かけ
ごま油	…………………………	大さじ½

A	穀物酢	………………………	大さじ½
	しょうゆ	……………………	大さじ½
	酒	……………………………	大さじ1
	みりん	………………………	大さじ1

つけあわせ

レタス・きゅうり・トマト ………………… 適量

作り方

1 ボウルにAの調味料と、すりおろしたしょうがを混ぜ、豚ロース肉を加え5分ほど漬ける。

2 フライパンにごま油を熱し、豚ロース肉を焼く（肉を返しながら、漬け汁を回しかけ肉に絡めていく）。

3 つけあわせとともにお皿に盛る。

memo

- しょうゆの分量を半分お酢に替えるだけで、通常のしょうが焼きに比べて50%減塩できます。
- 薄切り肉を使うことで、味の絡みがよくなります。

（1人分）エネルギー356kcal ／たんぱく質21.3g ／脂質22.4g ／糖質9.8g ／食物繊維2.4g ／塩分0.7g

---

豚肉のアボカド巻き

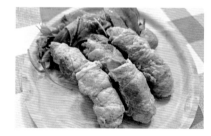

材料（2人分）

アボカド	……………………	1個（125g）
レモン汁	……………………	大さじ½
豚もも肉（薄切り）	………	6枚（180g）
オリーブオイル	……………	大さじ1
塩・こしょう	…………………	少々

作り方

1 アボカドはくし形に切り、変色防止のためにレモン汁を絡める。

2 豚もも肉は両面に塩・こしょうをふり、1を1枚ずつ巻く。

3 フライパンにオリーブオイルを熱し、2を中火で焼く。2分ほど焼いたら裏面も焼き、全体に焼き色がついたら、ふたをして弱火で2分蒸し焼きにする。塩・こしょうで味をととのえ出来上がり。

memo

- クリーミーなアボカドを、良質なたんぱく質の豚肉で巻き、食べごたえのある一品。
- アボカドは全体の20%が脂肪分でカロリーが高いですが、血液中の悪玉コレステロールを減らす良質な油「オレイン酸」を多く含みます。食べすぎに気をつけましょう。

（1人分）エネルギー227kcal ／たんぱく質20.1g ／脂質14.3g ／糖質2g ／食物繊維1.1g ／塩分0.5g

豚肉のねぎ塩炒め

`高血圧` `糖尿病` `脂質異常症`

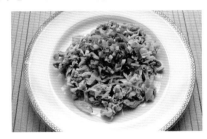

材料（2人分）

豚もも肉	140 g
長ねぎ	中1本
サラダ油	小さじ1
小ねぎ	適宜
レモン汁	小さじ1
A 酒	大さじ2
砂糖	小さじ½
和風顆粒だし	少々
水	大さじ2
おろししょうが	適宜
ごま油	小さじ2
塩・こしょう	少々

作り方

1 豚もも肉は細切りに、長ねぎは斜めの薄切りに、小ねぎは小口切りにする。

2 ポリ袋（ボウルでも可）にAを入れて、豚もも肉と長ねぎも入れて混ぜ合わせる。10〜20分ほど冷蔵庫におく。

3 フライパンにサラダ油をひいて中火にかける。2を入れて炒め、豚肉に火が通ったら火を止めて、塩・こしょうで味をととのえる。

4 器に盛って、レモン汁をかけ、小ねぎをちらす。

🖍🖍 memo 🖍🖍

- 育ち盛りのお子さまや忙しい方の栄養補給に、ごはんにのせて丼にしても。
- 豚肉とねぎは相性バッチリ。ごま油の風味を生かして塩分もひかえめです。

（1人分）エネルギー251kcal ／たんぱく質14.3g ／脂質16.7g ／糖質4.7g ／食物繊維1.2g ／塩分0.6g

---

揚げないヘルシー酢豚

`高血圧` `糖尿病` `脂質異常症`

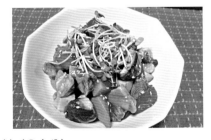

材料（2人分）

豚もも肉	140g
にんにく・しょうが	各0.5g
塩・こしょう	少々
片栗粉	適宜
玉ねぎ	50g
赤パプリカ	½個
たけのこ（水煮）	50g
生しいたけ	2個
にんじん	¼個
サラダ油	大さじ2
A 砂糖	大さじ1
酢	大さじ2
トマトケチャップ	大さじ2
しょうゆ	大さじ1
水	¼カップ
片栗粉	小さじ½
いりごま・かいわれ大根	お好み

作り方

1 豚肉は一口大に切り、すりおろしたにんにく・しょうがと塩・こしょうで下味をつけ、片栗粉を薄くまぶす。

2 玉ねぎは一口大に切り、赤パプリカ・たけのこは乱切りにする。しいたけは軸を取り、4分の1に切る。にんじんは乱切りにして下ゆでする。

3 フライパンにサラダ油を中火で熱し、玉ねぎ・赤パプリカ・たけのこ・しいたけ・にんじんを炒めて取り出し、豚肉を入れて両面をこんがり焼いて取り出す。

4 3のフライパンの油をふき取り、Aを入れて混ぜ、煮立たせる。

5 3を戻し、火を止めて4とからめたら、器に盛る。お好みでいりごまとかいわれ大根をちらす。

🖍🖍 memo 🖍🖍

- 酢は体内でクエン酸となるため、豚肉のビタミンB_1と一緒に摂取すると疲労回復に効果的です。
- 3で油で炒めず、Aの調味料で煮て火を通せばさらに111kcalオフ。※水の量は¾カップに増やしてください。

（1人分）エネルギー332kcal ／たんぱく質17.9g ／脂質19.7g ／糖質17.2g ／食物繊維3.4g ／塩分2.0g

高血圧 糖尿病 脂質異常症

牛肉のオイスターソース炒め

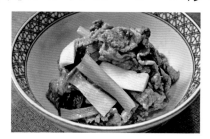

材料（3人分）

牛もも肉		200g
小松菜		200g
エリンギ		2本（60g）
サラダ油		大さじ1
A	酒	小さじ2
	しょうゆ	小さじ2
	片栗粉	小さじ2
	ごま油	小さじ2
B	オイスターソース	小さじ2
	鶏ガラスープの素	小さじ1
	しょうゆ	小さじ1
	酒	小さじ2
	砂糖	小さじ1

作り方

1 牛もも肉は5cm幅に切ってAにもみ込み漬けておく。

2 小松菜は5cmの長さに切り、エリンギは縦に短冊切りにする。フライパンにサラダ油を熱し、さっと炒めて取り出しておく。

3 1を炒め、2を戻し入れ、Bを加えて全体に混ぜ合わせる。

memo

・牛肉は亜鉛が多く、この一品で1日摂取量の約3分の1が補えます。
・小松菜はβ-カロテンやビタミンCの抗酸化成分が多く、亜鉛と鉄の吸収アップに。
・小松菜の代わりに、チンゲン菜やキャベツなどでアレンジしても。

（1人分）エネルギー268kcal ／ たんぱく質15.4g ／ 脂質18.5g ／ 糖質5.7g ／ 食物繊維2.2g ／ 塩分1.9g

高血圧 糖尿病 脂質異常症

牛肉のチャプチェ

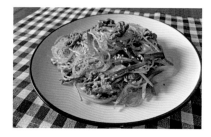

材料（2人分）

牛もも肉		90g
春雨		40g
にら		30g
にんじん		20g
玉ねぎ		20g
おろしにんにく・おろししょうが		各小さじ½
ごま油		小さじ2
A	酒・砂糖	各小さじ1
	しょうゆ	小さじ1強
	コチュジャン	小さじ⅓
炒りごま		少々

作り方

1 牛肉は1cm幅に切る。春雨はゆでて食べやすい長さに切る。にらは3cm幅に切りさっとゆで、にんじんは千切りに、玉ねぎは薄切りにして熱湯で1分ほどゆでる。

2 フライパンにごま油、にんにく・しょうがを入れて香りが出てきたら牛肉を入れ炒める。

3 牛肉に火が通ったら、1を入れて炒めAを入れて全体に絡むように炒める。

4 盛りつけてごまをふる。

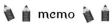 memo

・春雨でボリュームのある一品です。

（1人分）エネルギー242kcal ／ たんぱく質10.0g ／ 脂質11.4g ／ 糖質21.1g ／ 食物繊維1.8g ／ 塩分0.9g

彩りオープンオムレツ

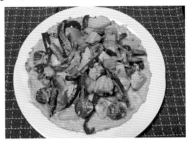

材料（2人分）

卵（M）	4個
アスパラ	3本
きぬさや	20g
ミニトマト	3個
赤パプリカ	¼個
新じゃがいも	中½個
刺身用鮭	120g
とろけるチーズ	30g
A　牛乳	大さじ2
塩こしょう	少々
サラダ油	大さじ1

作り方

1. アスパラと筋を取った絹さやを塩ゆでする。
2. アスパラは3cmの斜め切りに、絹さやとパプリカは細切りにする。ミニトマトはヘタを取り半分に切る。じゃがいもは皮つきのまま一口大に切り、電子レンジ600wで3分加熱。鮭は一口大に切る。
3. 熱したフライパンにサラダ油小さじ1をひき、鮭を入れて火が通ったらパプリカを加え、さっと炒めて取り出す。
4. 卵を割りほぐし、Aを加えて混ぜる。
5. 3のフライパンをペーパーでかるくふき取り、残りのサラダ油をひき、強めの中火で熱し、卵液を流し入れる。大きく混ぜて、半熟状になったら表面を平らにして3とアスパラ・きぬさや・ミニトマト・じゃがいもを彩りよくのせ、チーズをちらし、ふたをして弱火で蒸し焼きにする。

memo
- 野菜と組み合わせると、卵に不足しているビタミンC・食物繊維が補えます。
- カルシウムと、カルシウムの吸収を助けてくれるビタミンDが豊富な一品です。

（1人分）エネルギー247kcal ／たんぱく質20.6g ／脂質15.5g ／糖質3.1g ／食物繊維1.1g ／塩分0.9g

---

あじハンバーグ

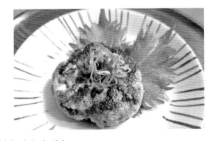

材料（2人分）

あじ	45g
玉ねぎ	¼個（50g）
大葉	4枚
A　しょうが	8g
※無ければチューブタイプでも	
みそ	大さじ1
しょうゆ	小さじ1
酒	大さじ1
大根おろし	適量
ごま油	大さじ1

作り方

1. あじは3枚におろす。玉ねぎと大葉（2枚）はみじん切りにする。しょうがはすりおろす（玉ねぎは電子レンジでしんなりするまで加熱しておくとよい）。
2. あじを包丁で細かくなるまでたたく。
3. ボウルに2・A・みじん切りにした玉ねぎと大葉を入れ、混ぜる。
4. ある程度ねばりが出てきたら、小判形に成型する。
5. フライパンにごま油を熱して4を中火で5分ほど焼く。焼き目がついたら裏返して1分焼く。焼けたら皿に盛り、大根おろしと大葉を添える。

memo
- 肉・卵・パン粉を使用しないため普通のハンバーグに比べ約100kcalほどエネルギーが抑えられます。
- 調味料でしっかりと味つけされ、大葉の風味もありソースやトマトケチャップなしでもおいしいです。約1gの減塩になります。

（1人分）エネルギー132kcal ／たんぱく質6.1g ／脂質7.4g ／糖質6.9g ／食物繊維1.8g ／塩分1.0g

主菜

さば缶とパプリカ炒め

`高血圧` `糖尿病` `脂質異常症`

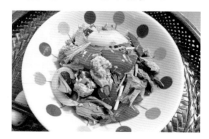

材料（4人分）

さば水煮	1缶（190g）
水菜	90g
赤パプリカ	1個
玉ねぎ	½個
オリーブオイル	大さじ1
ポン酢	大さじ1
塩	少々
こしょう	少々

作り方

1. パプリカは乱切りに、玉ねぎはくし切りにする。水菜は3cm幅に切る。
2. さばは水気をきっておく。
3. フライパンにオリーブオイルを熱し、パプリカと玉ねぎを炒める。塩をふってかるく炒めたあと、ふたをして弱火で蒸し焼きにする。
4. パプリカにしっかり火が通ったら強火にし、大きめにほぐしたさばと、水菜、ポン酢を加え、さっと炒め合わせてこしょうをふる。

memo

- パプリカの赤い色素成分のカプサンチンは強い抗酸化作用があり、ビタミンEが豊富なオリーブオイルと一緒にとるとその作用がアップします。パプリカのビタミンCは熱にも強く壊れにくいです。
- パプリカをトマトに替えても、彩りよくおいしくできます。

（1人分）エネルギー287kcal／たんぱく質22.2g／脂質16.4g／糖質8.8g／食物繊維3.3g／塩分1.2g

鮭のちゃんちゃん焼き

`高血圧` `糖尿病` `脂質異常症`

材料（2人分）

生鮭	2切れ（160g）
塩・こしょう	少々
キャベツ	200g
玉ねぎ	100g
しめじ	100g
さつまいも	90g
玄米ごはん	2膳（300g）
A みそ	大さじ2
A 酒	大さじ2
A 砂糖	大さじ1
A みりん	大さじ1
A おろししょうが	10g
A （Aは混ぜ合わせておく）	
バター	10g

memo

- ビタミンEの豊富なさつまいもと、しょうがの効いた味つけは体を温めます。

作り方

1. 鮭に塩、こしょうして下味をつける。キャベツは大きめの一口大に、玉ねぎは薄切り、しめじは房をばらす、さつまいもは5mmの半月切りにして、電子レンジ500wで1分加熱する。
2. フライパンにバターを入れて中火で熱し鮭を焼き、焼き目がついたら裏返す。
3. 2に1を入れて鮭をくずさないように炒め、Aを入れてふたをし中火で蒸し焼きにする（5分ほど）。玄米ごはんと一緒に盛りつける。

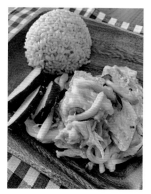

（1人分）エネルギー576kcal／たんぱく質26.8g／脂質10.2g／糖質82.9g／食物繊維8.4g／塩分1.8g　※栄養価に玄米ご飯も含む。

高血圧 **糖尿病** 脂質異常症

豚肉とチンゲン菜とまいたけの中華炒め

材料（4人分）

豚もも肉	250g
チンゲン菜	2株
まいたけ	100g
にんにく	1片
しょうが	1片
サラダ油	大さじ½
中華顆粒だし	小さじ1
しょうゆ	小さじ1
酒	大さじ1
オイスターソース	大さじ1
片栗粉	小さじ2
ごま油	小さじ1

memo

- 豚肉を酒でもみ込んでおくと、やわらかく仕上がります。
- チンゲン菜は茎→葉の順で炒め手早く仕上げると、彩りよく歯ごたえが楽しめます。

作り方

1 豚肉・チンゲン菜・まいたけは食べやすい大きさに切り、にんにく・しょうがはみじん切りにする。豚肉を酒でもみ込んでおく。

2 フライパンにサラダ油を熱して、にんにく・しょうがを炒めて香りが立ったら豚肉を加え、しょうゆを回し入れて炒める。

3 まいたけ・チンゲン菜の順で火を通し、中華だし・オイスターソースを入れ混ぜ合わせる。

4 水溶き片栗粉を入れてとろみをつけて、仕上げにごま油を回し入れる。

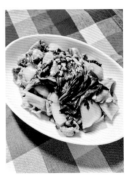

（1人分）エネルギー136kcal／たんぱく質15.9g／脂質5.1g／糖質4.4g／食物繊維1.8g／塩分1.2g

高血圧 **糖尿病** 脂質異常症

たらと白菜のミルク煮

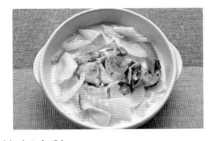

材料（4人分）

生たら	4切れ
白菜	¼個
玉ねぎ	1個
にんじん	½本
エリンギ	2個
サラダ油	小さじ1
牛乳	1カップ
塩・こしょう	少々

作り方

1 たらは皮をはがし、下味に塩・こしょうをして数分おき、出てきた余分な水はキッチンペーパーでふき取る。野菜・エリンギは食べやすい大きさに切る。

2 フライパンにサラダ油をひいて、たらの両面に焼き目をつけ取り出す。

3 野菜・エリンギをしんなりする程度に炒め、牛乳を入れてあたたまってきたら2を入れる。

4 たらに火が通ったら、塩・こしょうで味をととのえる。

memo

- たらは、脂質が少なく、良質なたんぱく質が豊富です。
- 牛乳は胃酸を中和して胃壁を保護する作用があり、カルシウムも豊富。小魚や青菜に含まれるカルシウムに比べて、吸収率がいいといわれています（吸収率：牛乳 約50％、小魚 約30％、青菜 約18％）。

（1人分）エネルギー129kcal／たんぱく質13.8g／脂質3.3g／糖質9.5g／食物繊維2.4g／塩分0.8g

高血圧 糖尿病 脂質異常症

アボカドとサーモンのオーブン焼き

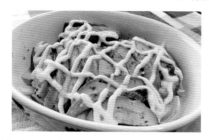

材料（4人分）

アボカド	1個
サーモン	130g
玉ねぎ	中1個
塩・こしょう	少々
オリーブオイル	小さじ1
マヨネーズ	大さじ2
A 砂糖	大さじ½
A 酒	大さじ½
A しょうゆ	大さじ½
A みりん	大さじ½

作り方

1　玉ねぎは5mm幅にスライスしアボカドは薄いくし切りにする。

2　サーモンはアボカドと同じくらいの厚さにスライスし、塩・こしょうをふりなじませる。

3　Aを器に入れ電子レンジ500wで20秒ほど温め、よく混ぜ合わせておく。

4　耐熱容器にオリーブオイルをひき、玉ねぎを平らに敷き詰める。その上にアボカドとサーモンを交互に並べ、マヨネーズを全体にかける。

5　4をオーブンに入れて200℃（予熱なし）で15分焼き、取り出して3のソースを全体にかけて、さらに2〜3分焼く。

🖍🖍memo🖍

- 焼き時間はオーブンによって調節してください。
- サーモンは余ったお刺身でもよいです。

（1人分）エネルギー246kcal ／ たんぱく質8.6g ／ 脂質19.1g ／ 糖質7.3g ／ 食物繊維3.1g ／ 食塩0.7g

---

高血圧 糖尿病 脂質異常症

かぼちゃとブロッコリーの豆乳シチュー

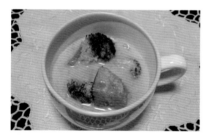

材料（2人分）

かぼちゃ	140g
ブロッコリー	120g
にんじん	½個
玉ねぎ	¼個
サラダ油	小さじ1
小麦粉	大さじ1
A コンソメ固形	½個
A お湯	200ml
豆乳	200ml
塩・こしょう	少々

作り方

1　かぼちゃ・ブロッコリー・にんじん・玉ねぎは一口大に切っておく。

2　鍋にサラダ油をひき、玉ねぎを炒める。小麦粉をふり入れてかるく炒める。

3　Aと残りの野菜を入れ、やわらかくなるまで煮る。

　※大きめの鍋で作り水気が足りない場合は、水100mlを足して煮る。

4　一度火を止めて豆乳を入れて塩・こしょうで味をととのえる。弱火で温め、沸騰直前で火を止める。

　※豆乳は沸騰させてしまうと分離します。

🖍🖍memo🖍

- シチューやスープなどは、汁に溶け出した水溶性のビタミンやミネラルも一緒にとれます。

（1人分）エネルギー188kcal ／ たんぱく質8.1g ／ 脂質6.5g ／ 糖質24.3g ／ 食物繊維6.2g ／ 塩分0.9g

高血圧 糖尿病 脂質異常症

牛肉とたっぷりきのこの時雨煮

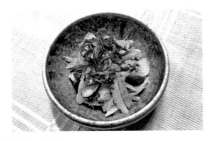

材料（2人分）

牛肉	130g
ごぼう	50g
玉ねぎ	60g
まいたけ	50g
しいたけ	25g
大葉	2g
水	大さじ3
ごま油	大さじ1

A	しょうゆ	小さじ1
	酒	大さじ2
	砂糖	大さじ½
	酢	小さじ2
	みりん	小さじ1
	おろししょうが	小さじ1

作り方

1 ごぼうはささがき、大葉は細切り、玉ねぎは薄切りにし、まいたけ・しいたけはバラしておく。牛肉は大きいようなら半分に切る。

2 鍋にごま油をひき、牛肉を炒め、火が通ってきたらごぼうと玉ねぎを加え炒める。

3 2に火が通ったら、まいたけ・しいたけを加えさっと炒める。

4 3にAと水を加え、弱火でふたをして2〜3分煮る。

5 ふたを取り、焦がさないように様子を見ながら、汁気がなくなるまで弱火で煮る。味がしみたら火を止め、器に盛り大葉をちらす。

🍙🍙 memo 🍙🍙

• 煮物ですが、比較的減塩に仕上げています。塩分が気になる方におすすめです。

（1人分）エネルギー234kcal／たんぱく質4.8g／脂質19.4g／糖質5.3g／食物繊維1.6g／塩分0.7g

高血圧 糖尿病 脂質異常症

麻婆大根

材料（3人分）

大根（上の部分）	350g
小ねぎ	40g
豚ひき肉	100g
おろししょうが	お好み
ごま油	小さじ2

A	しょうゆ	大さじ1と½
	砂糖	小さじ2
	豆板醤	お好み
	酒	大さじ2

水	1と½カップ
片栗粉	小さじ2

※片栗粉は小さじ4の水で溶いておく

🍙🍙 memo 🍙🍙

• 小ねぎの代わりに小松菜やにらを加えてもいいです。

作り方

1 大根は皮をむいて2cm角に切る。Aを混ぜておく。

2 小ねぎは小口切りにする。

3 フライパンにごま油をひき、おろししょうが・豚ひき肉を入れて炒める。

4 3に大根を入れて炒めたら、水を入れて煮立たせる。

5 煮立ったらAを入れ、さらに15分ほど大根がやわらかくなるまで煮る。

6 5に水溶き片栗粉を加え、とろみをつける。最後に小ねぎを入れる。

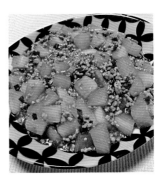

（1人分）エネルギー166kcal／たんぱく質7.7g／脂質8.4g／糖質9.2g／食物繊維2.7g／塩分1.7g

高血圧 糖尿病 脂質異常症

ラタトゥイユ

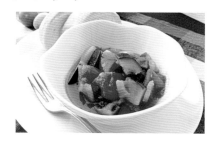

材料（4人分）

ズッキーニ	1本
長なす	2本
玉ねぎ	中1個
パプリカ	2個
カットトマト缶	1缶
オリーブオイル	大さじ2
にんにく	1かけ
塩・こしょう	少々
黒砂糖	小さじ1
バルサミコ酢	小さじ1
ローリエ	1枚

作り方

1 にんにくはみじん切りにして、ズッキーニ・長なす・玉ねぎ・パプリカは1.5cm角に切る。

2 厚手の鍋に、オリーブオイルとにんにくを入れて弱火で香りが立つまで炒めたら、中火にして玉ねぎを炒める。

3 油がなじんだら、パプリカ→ズッキーニ→長なすの順で炒め合わせていく。

4 カットトマト缶とローリエを入れて、煮立ったら弱火にしてふたをし45〜60分煮込む。

5 塩・こしょう・黒砂糖で味をととのえ、仕上げにバルサミコ酢を入れる。

🖍🖍 memo 🖍🖍

- パスタソースやオムレツ・肉・魚のソースにアレンジできます。
- 一度冷ますと味がなじみます。冷たくしても温かくても、どちらもおいしくいただけます。

（1人分）エネルギー147kcal ／ たんぱく質3.9g ／ 脂質6.6g ／ 糖質15.4g ／ 食物繊維5.6g ／ 塩分0.9g

---

高血圧 糖尿病 脂質異常症

夏野菜のさっぱり肉じゃが

材料（4人分）

牛肉こま切れ	200g
じゃがいも	中4個
玉ねぎ	1個
オクラ	5本
トマト	大1個
しょうが	1かけ
サラダ油	大さじ1
A 水	200ml
A 酒	大さじ2
A 砂糖	大さじ1
A 和風顆粒だし	小さじ1
しょうゆ	大さじ2
みりん	大さじ2
酢	大さじ2

🖍🖍 memo 🖍🖍

- 新じゃがいも、新玉ねぎの場合は早く煮えるので、調理時間を調整しましょう。

作り方

1 じゃがいもは乱切りにし、5分ほど水にさらし、ザルに上げて水気をきる。玉ねぎとトマトはくし切りに、しょうがは皮をむき千切りにする。

2 オクラはがくを取って塩ずりし、熱湯で1〜2分ゆで、斜め半分に切る。

3 フライパンにサラダ油を中火で熱し、牛肉としょうがを炒める。

4 牛肉の色が変わったら、じゃがいもと玉ねぎを加えて炒め、油が全体にまわったらAを入れる。煮立ったらアクを取り、落としぶたをして5分煮る。

5 4に残りの調味料を入れ、煮汁が減るまで煮込む。

6 オクラとトマトを加えてさっと混ぜる。

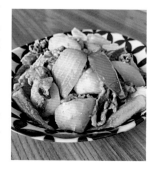

（1人分）エネルギー329kcal ／ たんぱく質13.6g ／ 脂質12.7g ／ 糖質33g ／ 食物繊維3.8g ／ 塩分1.7g

豚肉と玉ねぎの白菜巻き

`高血圧` `糖尿病` `脂質異常症`

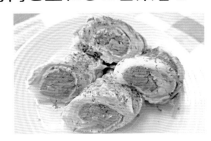

材料（2人分）

豚もも肉（薄切り）	100g
白菜（中）の葉	4枚
玉ねぎ	中¼個
にんじん	20g
ドライパセリ	適宜

A	水	300ml
	コンソメ固形	½個
	酒	大さじ1
	砂糖	小さじ½
	しょうゆ	小さじ1

作り方

1 白菜は洗ってラップに包み、電子レンジ500wで約5分加熱し、粗熱をとる。玉ねぎは薄切り、にんじんは細切りにし、耐熱皿にのせラップをして、電子レンジ500wで約2分加熱する。

2 白菜を広げて、手前半分くらいに豚もも肉・玉ねぎ・にんじんを並べ、隙間ができないように巻く。巻き終わりを楊枝で止める。

3 鍋に2の巻き終わりが下にくるように並べ、Aを入れて中火にかける。沸騰したら弱火にし、ふたをして15分ほど煮る。豚肉に火が通ったら火を止める。器に盛ってお好みでドライパセリをかける。

🖍🖍 **memo** 🖍🖍
- 豚肉と野菜の旨味がスープに溶け出るので、汁ごとおいしくいただけます。
- お好みできのこを一緒に巻いて食感を出したり、練り辛子を添えてもよい。

（1人分）エネルギー156kcal ／ たんぱく質11.3g ／ 脂質7.8g ／ 糖質6.3g ／ 食物繊維2.0g ／ 塩分1.1g

---

鶏肉とキャベツのトマト煮

`高血圧` `糖尿病` `脂質異常症`

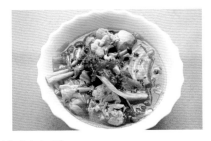

材料（4人分）

キャベツ	160g
鶏肉（皮なし）	160g
しょうゆ	小さじ2
サラダ油	8g

A	コンソメ顆粒	4g
	みりん	大さじ2
	トマト缶	160g
	トマトケチャップ	大さじ3

しめじ	45g
ドライパセリ	適宜
塩・こしょう	少々

作り方

1 キャベツはザク切り、鶏肉は一口大に切り、しめじはバラしておく。

2 サラダ油をひいた鍋で、鶏肉としめじを炒める。

3 2の上にキャベツをおき、ひたひたになる程度水を入れる。

4 Aを入れ、キャベツがやわらかくなるまで煮る。

5 塩・こしょう・しょうゆで味をととのえ、ドライパセリをかける。

🖍🖍 **memo** 🖍🖍
- キャベツには、ビタミン類や食物繊維が豊富に含まれています。特にビタミンU（キャベジン）は胃酸の過剰な分泌を抑えてくれたり、胃粘膜の新陳代謝を活発にしてくれます。
- ビタミンUやビタミンCは水溶性なので、生や汁ごと食べるメニューがおすすめです。

（1人分）エネルギー135kcal ／ たんぱく質10.7g ／ 脂質4.2g ／ 糖質11.1g ／ 食物繊維1.8g ／ 塩分1.7g

主菜

小松菜の和風ロール

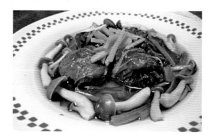

材料（4人分）

小松菜	3束（180g）
鶏ひき肉	200g
しめじ	30g
しょうがみじん切り	15g
玉ねぎ	150g
片栗粉	大さじ1と½
A しょうゆ・砂糖・みりん	各大さじ1と½
和風顆粒だし	小さじ1
水	350ml
ごま油	小さじ1
にんじん千切り（飾り用）	10g

作り方

1 小松菜を葉と軸に分けて切り、葉と千切りにんじんを皿にのせラップをかけて、電子レンジ600wで3分加熱する。小松菜の軸は3cm幅に切り、玉ねぎはみじん切り、しめじはバラしておく。

2 鶏ひき肉に玉ねぎ・しょうが・片栗粉・ごま油を入れよくこねて8等分し1の葉で包んでおく。

3 鍋の中央に2を並べ、周りに小松菜の軸としめじを入れる。

4 3にAを入れ落としぶたをし、弱火で15〜20分煮込む。

5 器に盛りつけ、上に千切りにんじんをのせる。

🖍✏ memo 🖍✏

- 葉に包む量は少なめに。多すぎると葉が破れてしまいます。肉団子1個のイメージで。
- 一つが小さくやわらかいので、お子さんから高齢の方まで食べやすい一品です。

（1人分）エネルギー142kcal ／たんぱく質12.1g ／脂質5.3g ／糖質9.5g ／食物繊維1.4g ／塩分1.5g

---

たらと厚揚げのおろし煮

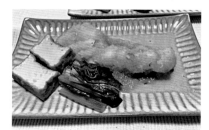

材料（2人分）

たら	2切れ
片栗粉	大さじ2
サラダ油	小さじ1
厚揚げ	¼丁
小松菜	1束（40g）
大根	4〜5cm分
A しょうゆ	大さじ1
みりん	小さじ1
かつおだし汁	½カップ

作り方

1 小松菜は5cmに切りゆでておく。厚揚げは一口大に、大根はおろしにする。

2 フライパンにサラダ油を入れて熱し、片栗粉をつけたたらを、きつね色の焼き目がつくまで両面焼く。

3 2に厚揚げ・Aを入れて煮る。厚揚げやたらに味がしみてきたら、大根おろし（汁ごと）を加えてさっと煮る。

🖍✏ memo 🖍✏

- 2の工程を省いて、たらを煮るだけにすると約50kcalオフになります。
- 片栗粉の衣が、しっかり味を封じ込め減塩でもおいしく仕上がります。

（1人分）エネルギー201kcal ／たんぱく質19.8g ／脂質6.9g ／糖質11.7g ／食物繊維1.7g ／塩分1.3g

主菜

クリスマスチキンロール

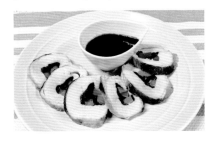

材料（3人分）

鶏むね肉	大1枚（320g）
塩・こしょう	少々
ほうれん草	3束
にんじん	¼本
オリーブオイル	大さじ1
白ワイン	大さじ2
A しょうゆ	大さじ2
砂糖	大さじ2
粒マスタード	大さじ1

（1人分）エネルギー347kcal／たんぱく質22.1g／脂質23.1g／糖質6.6g／食物繊維1.0g／塩分1.4g

作り方

1. 鶏むね肉は皮がついている面を下にして、厚みがあるところを観音開きにする。ラップをかぶせて麺棒でたたいて伸ばし、均等にしたら塩・こしょうをする。
2. ほうれん草は下ゆでして水気をきっておく。にんじんは鶏肉の幅に合わせてスティック状にし、かために下ゆでする。
3. ラップの上に鶏肉を広げ、ほうれん草・にんじんをのせて手前から巻き、形を整える。
4. フライパンにオリーブオイルをひき、3を転がしながら焼き色をつける。途中で白ワインを加えて火が通るまで、弱火で5〜10分蒸し焼きする。鶏肉が冷めたら輪切りにし、お皿に盛りつける。
5. 同じフライパンにAを入れてソースを作る。チキンにつけていただく。

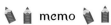 memo

- 鶏むね肉は皮つきで1人前191kcal、皮なしだと108kcalと約80kcalカットになります。

鶏肉のヨーグルト蒸し

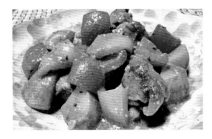

材料（4人分）

鶏もも肉	300g
ヨーグルト	大さじ3
カレー粉	大さじ2
塩（下味用）	少々
サラダ油	小さじ2
パプリカ赤・黄	各70g
じゃがいも	250g
塩・こしょう	小さじ½
ドライバジル	適宜
おろしにんにく	小さじ1
おろししょうが	小さじ1

（1人分）エネルギー249kcal／たんぱく質14.2g／脂質13.6g／糖質13.8g／食物繊維2.4g／塩分1.3g

作り方

1. 鶏もも肉を一口大に切って、塩（下味用）・ヨーグルト・カレー粉と一緒によくもみ込む。
2. じゃがいも（皮つきでもよい）、パプリカは乱切りに切っておく。
3. フライパンにサラダ油をひき、にんにく・しょうがをかるく炒める。
4. 漬け込んだ鶏もも肉を、皮目を上にして強火で焦げ目をつけ、裏返し皮目も同様に焼く。
5. 皮目を下にしたまま中火にし、2を入れ、残りの1（残ったたれ）・塩・こしょう・バジルを入れふたをし、10分蒸し煮にする。
6. 途中、焦げないようにフライパンをゆすったり、弱火にしながら、時間いっぱい煮込んだら火を止め、器に盛る。

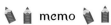 memo

- 鶏肉の皮を取ればカロリーオフに。
- ヨーグルトを入れるととても焦げやすくなるので、様子を見ながら蒸しましょう。

高血圧 糖尿病 **脂質異常症**

塩鮭とたっぷり野菜のレンジ蒸し

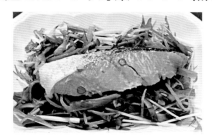

材料（2人分）

塩鮭		2切れ（140g）
A	水	200ml
	みりん	小さじ1
	酒	小さじ2
にんじん		20g
もやし		80g
まいたけ		100g
水菜		40g
酒		小さじ2
B	おろししょうが	小さじ1
	ごま油	小さじ½
	砂糖・ポン酢	各小さじ1
	だし汁	大さじ2
	輪切り唐辛子	適宜

作り方

1 調理の2時間ほど前から塩鮭をAの材料に漬けておく。

2 1の鮭をかるく水で洗って、水気をふきとっておく。にんじんは薄い短冊切り、まいたけは一口大にほぐす、水菜は3cmに切っておく。

3 耐熱容器にもやし・まいたけ・にんじんを入れてその上に鮭をのせて酒をかける。ラップをし、電子レンジ500wで7〜8分加熱したら、水菜をしいたお皿に盛りつける。

4 小皿か耐熱カップにBを入れて、電子レンジ500wで20秒ほど温めたら、3にかけて完成。

memo

- 塩鮭は塩分が多く塩分量にもばらつきがあるため、事前に塩抜きをすると減塩に。みりんや酒を使うと旨味はしっかり残せて、しっとり仕上がります。
- 一緒に蒸すことで、魚の塩味や野菜やきのこの旨味が引き立ちます。

（1人分）エネルギー196kcal ／ たんぱく質19.7g ／ 脂質9.8g ／ 糖質6.7g ／ 食物繊維3.2g ／ 塩分1.4g　※栄養価は塩抜き前の塩鮭で計算しています。

高血圧 糖尿病 脂質異常症

鶏肉のバルサミコ・アーモンド

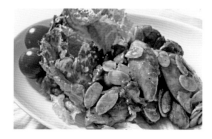

材料（2人分）

鶏もも肉（皮なし）		160g
酒		小さじ1
塩		ひとつまみ
こしょう		少々
スライスアーモンド		5g
オリーブオイル		小さじ1
A	バルサミコ酢	小さじ1と½
	はちみつ	小さじ½
	しょうゆ	小さじ1
つけあわせ（レタス・トマトなど）		お好み

作り方

1 Aをよく混ぜ合わせておく。

2 鶏もも肉は一口大に切って、酒・塩・こしょうをまぶし、冷蔵庫に30分おく。

3 スライスアーモンドをフライパンでパリッとするまでから炒りし、取り出す。

4 フライパンにオリーブオイルを温め、鶏もも肉を両面に焼き目がつくまで焼く。

5 4に合わせておいたAを入れなじませたら、ふたをして弱火で約2分蒸し焼きする。

6 ふたをあけてとろみがつくまで煮詰め、3を加え全体に絡める。

7 お好みのつけあわせとともに盛りつける。

memo

- お酢の酸味でしょうゆの量を半減できます。アーモンドは砕いたものでもいいです。
- 鶏肉は皮なしでカロリーオフしていますが、皮つきでカリッと焼くと、ボリュームもあり香ばしさがさらにアップします。

（1人分）エネルギー157kcal ／ たんぱく質16.1g ／ 脂質7.8g ／ 糖質3.8g ／ 食物繊維0.5g ／ 塩分0.7g

高血圧 糖尿病 脂質異常症

おからと長いもで和風お好み焼き

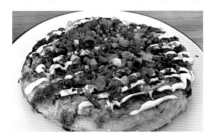

材料（1枚分）

おから		70g
A	水	90ml
	和風顆粒だし	小さじ¼
	すりおろした長いも	30g
	溶き卵（M）	1個分
	小麦粉	大さじ1と½
キャベツ		100g
豚ももこま切れ肉		50g
オリーブオイル		小さじ2
小ねぎ		1本
かつお節		お好み
青のり		お好み
ソース		大さじ1と½
マヨネーズ		大さじ1

作り方

1 キャベツは細切り、小ねぎは小口切りにする。

2 ボウルにAを入れ混ぜる。キャベツ・おからを加えさらに混ぜる。

3 フライパンにオリーブオイルを入れ中火で熱し、豚肉を均等になるように広げ、その上から2をのせる。菜箸で約2cmの厚さになるように形をととのえる。

4 焼き色がついたら裏返し、もう片方の面も焼けたら再度裏返しじっくり焼く。

5 器に4をのせ、ソース・マヨネーズをトッピングし、青のりとかつお節はお好みでのせる。最後に小ねぎをちらす。

🖊🖊 memo 🖊🖊

● おからを生地に入れることでヘルシーになり、一般的なお好み焼きのカロリー（平均600kcal）と比較すると、マヨネーズ使用でも約100kcal減に。

（1枚分）エネルギー481kcal／たんぱく質24.9g／脂質25.9g／糖質24.9g／食物繊維10.9g／塩分1.6g

---

高血圧 糖尿病 脂質異常症

小松菜とミニトマトのキッシュ

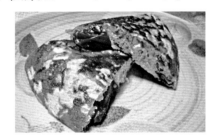

材料（4人分）

小松菜		2束（100g）
玉ねぎ		50g
ミニトマト		8個
鶏ひき肉		30g
オリーブオイル		小さじ1
卵（M）		3個
A	牛乳	50ml
	粉チーズ	大さじ1
	塩・こしょう	ひとつまみ

作り方

1 小松菜・玉ねぎは粗いみじん切りに、ミニトマトは半分に切っておく。

2 フライパンにオリーブオイルをひき、鶏ひき肉と玉ねぎを炒め、なるべく水分をとばす。

3 小松菜は皿にのせラップをし、電子レンジ500wに40秒ほどかける。

4 ボウルに卵を溶き、Aを混ぜて炊飯器の釜に入れる。

5 釜に小松菜・ミニトマト・2を入れ、「炊飯」のスイッチを押す。

6 焼き上がったら出来上がり。「保温」の時間でかたさを調節しましょう。

🖊🖊 memo 🖊🖊

● 下味程度の味つけなので、お好みでトマトケチャップを添えてもよいです。

● 「保温」の時間が長すぎると水分が抜けてパサパサになるので、様子を見ながら止めましょう。

（1人分）エネルギー116kcal／たんぱく質8.6g／脂質6.9g／糖質3.6g／食物繊維1.1g／塩分1.0g

主菜

高血圧 糖尿病 脂質異常症

焼きさばと蒸し野菜のねぎソースがけ

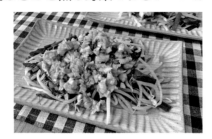

材料（2人分）

生さば	2切れ
酒	大さじ1
塩	ひとつまみ
もやし	150g
にら	40g

A	長ねぎ	20g
	ポン酢	大さじ1
	酢	大さじ1
	すりごま	大さじ1
	ごま油	小さじ2

（1人分）エネルギー294kcal／たんぱく質19.4g／脂質20.1g／糖質3.4g／食物繊維2.4g／塩分1.0g

作り方

1 さばに酒・塩をふり5分ほどおく。もやしとにらは耐熱皿に盛ってラップをして、電子レンジ600wで3分加熱する。

2 長ねぎはみじん切りにして、Aの調味料と混ぜ合わせ、ねぎソースを作る。

3 フライパンにクッキングシートをひき中火で熱し、さばの皮目を下にして焼く。焼き色がついたらひっくり返し弱火でふたをし、5分ほど蒸し焼きにする。

4 蒸した野菜の上にさば、ねぎソースをかける。

🖍 memo 🖍🖍

- ねぎソースは密閉容器に入れて2週間保存可能です。肉料理に使用しても。
- 塩さばは1切れ80gで1.3gほど塩分があるので、生さばに塩を少々ふり、ねぎソースの塩分でいただきます。減塩な一品です。

高血圧 糖尿病 脂質異常症

長いものふわとろグラタン

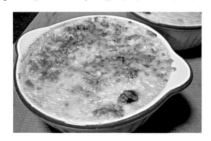

材料（2人分）

長いも	400g
長ねぎ	1本（90g）
しめじ	100g
チーズ	60g
絹ごし豆腐	100g
卵（M）	1個
バター	10g
めんつゆ（3倍濃縮）	大さじ1

（1人分）エネルギー263kcal／たんぱく質15.2g／脂質15.5g／糖質13.7g／食物繊維3.3g／塩分1.5g

作り方

1 長いもの皮をむき、ボウルにすりおろす。

2 1に絹ごし豆腐・卵を加え、泡立て器を使いなめらかになるまでよく混ぜる。

3 長ねぎは小口切りに、しめじは食べやすい大きさに切り、バターを溶かしたフライパンでさっと炒める。

4 2にめんつゆを加え、全体的に混ざったら3も混ぜ、耐熱容器に移す。

5 電子レンジ600wで10分加熱し、熱が通ったら上にチーズをのせ、オーブントースターに移して焦げめがつくまで焼く。

🖍 memo 🖍🖍

- お好みでのりなどをちらして。低カロリーなグラタンで、ふわふわな食感をお試しください。

高血圧 糖尿病 脂質異常症

ほうれん草のチーズ卵ソテー

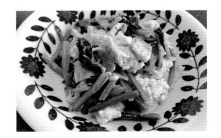

材料（2人分）

ほうれん草	1袋
卵	2個
ベーコン	1枚
とろけるチーズ	1枚
オリーブオイル	小さじ1
塩・こしょう	適宜

作り方

1 ほうれん草は茹でて、食べやすい大きさに切る。

2 ベーコンは1口大に切る。卵は溶いておく。

3 フライパンを強火で温め、オリーブオイルをひき、溶き卵をいれて半熟状に炒めてお皿に取りだしておく（ポイント：卵を炒める時は、あまり混ぜすぎず大きく混ぜてふわっと仕上げます）。

4 ベーコン・ほうれん草の順で炒め、チーズと塩・こしょう、最後に3を加える。

🧂🧂 memo 🧂🧂

• 普段よく使用する材料からも鉄分は補給できます。毎日コツコツと摂取しましょう。

（1人分）エネルギー182kcal／たんぱく質11.5g／脂質13.4g／糖質0.8g／食物繊維2.9g／塩分1.2g

高血圧 糖尿病 脂質異常症

とうもろこしのマフィン

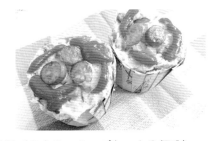

材料（3人分・カップケーキ6個分）

ホットケーキミックス	200g
豆乳	200g
コーン水煮	200g
さつまいも	70g
にんじん	60g
ブロッコリー	5g
ウインナー	1本
ケチャップ	小さじ2

作り方

1 オーブンを180℃で予熱しておく。

2 さつまいもを1cm角のサイコロ状に切り、電子レンジ600wで2分加熱する（沸騰したお湯で1分〜1分30秒ゆでてもよい）。

3 にんじんとブロッコリーはみじん切りにする。

4 ウインナーは輪切りにしておく。

5 ボウルにホットケーキミックス・コーン・さつまいも・にんじん・ブロッコリーを入れ、さらに豆乳を加えてよく混ぜる。

6 カップケーキの型に均等に盛りつける。

7 盛りつけたら上に輪切りにしたウインナーを置き、オーブンで22〜25分焼く。

8 焼き上がったら上にケチャップをかける。

🧂🧂 memo 🧂🧂

• たんぱく質とビタミンを手軽にとることができます。

（1人分・カップケーキ2個分）エネルギー247kcal／たんぱく質20.6g／脂質15.5g／糖質3.1g／食物繊維1.1g／塩分0.9g

主菜

ゆで豚とズッキーニのマリネ

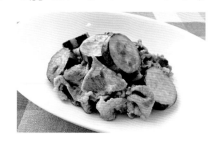

材料（4人分）

ズッキーニ	1本
豚肉こま切れ	240g
片栗粉	小さじ2
塩・こしょう	少々
オリーブオイル	大さじ1
A バルサミコ酢	大さじ2
オリーブオイル	大さじ2
はちみつ	小さじ1
おろしにんにく	小さじ⅓
レモン汁	小さじ2
塩・こしょう	少々

作り方

1　ボウルにAの材料をすべて入れ、泡立て器などでしっかり混ぜる。

2　豚肉は塩・こしょうをして片栗粉を全体にまぶし、熱湯でゆでてザルに上げて水気をきる。

3　ズッキーニを1cmの厚さにスライスし、オリーブオイルを熱したフライパンで焼き色をつけるようにして、ふたをして数分蒸し焼きにする。

4　ズッキーニに火が通ったら、2を入れて全体を混ぜ合わせる。

5　1をもう一度泡立て器でしっかりと混ぜ、トロリとさせたら、4をアツアツのまま入れ混ぜ、平らなバットなどに移し30分おく。

🖍 memo 🖍🖍

- 焼きたてのうちにドレッシングに混ぜて、味をしっかりしみこませるのがポイントです。
- ズッキーニのほかになすや玉ねぎ、れんこんなどを香ばしく焼いてマリネしてもおいしいです。

（1人分）エネルギー237kcal ／たんぱく質12.3g ／脂質18.1g ／糖質3.6g ／食物繊維0.7g ／塩分0.5g

---

牛肉とセロリのマリネ

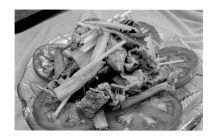

材料（4人分）

牛もも肉	200g
セロリ	40g
水菜	20g
トマト	80g
A オリーブオイル	小さじ1
酢	大さじ2
わさび（チューブ）	小さじ1
塩	1.6g

作り方

1　牛肉をゆで、火が通ったらザルに上げ冷まし、粗熱がとれたら、冷蔵庫に入れておく。

2　セロリ・水菜は5cm幅に、トマトは輪切りとくし切り半分ずつ、牛肉は大きいようなら半分に切っておく。セロリは切ったら酢（分量外）に漬けておくと味がつきやすくなる。

3　Aをボウルに入れ混ぜ、ドレッシングを作っておく。

4　3に牛肉・セロリ・水菜・くし切りトマト（40g）を入れ、混ぜ合わせる。

5　お皿に輪切りトマト（残りの40g）を並べ、その上に4を盛りつける。

🖍 memo 🖍🖍

- セロリとトマトには、ビタミンCが含まれます。牛肉と合わせてとると貧血予防に最適です。

（1人分）エネルギー193kcal ／たんぱく質13.7g ／脂質13.3g ／糖質1.8g ／食物繊維0.6g ／塩分0.6g

アスパラガスのホットサラダ　トースト添え

材料（2人分）

アスパラ	70g
ベーコン	2枚
食パン（6枚切）	2枚
粉チーズ	小さじ2
オリーブオイル	小さじ2
しょうゆ	小さじ½
A　卵（M）	2個
水	600ml
酢	50ml
レタス・トマト	適量
パプリカ粉・黒こしょう	お好み

🧂🧂 memo 🧂🧂

- ポーチドエッグは、鍋の中を箸やお玉などで、ぐるぐると渦をかいた中に、器に移した卵をそっと落とすようにすると、うまくできます。
- 卵は温泉卵で代用できます。

作り方

1 アスパラを30秒ほど塩ゆでして3cmの斜め切りにする。

2 ポーチドエッグを作る。鍋にAの水と酢を入れて、沸騰したら弱火にし、卵1個を入れて2分半後に引き上げ冷水に取る。※卵1個ずつ2回作る。

3 フライパンにオリーブオイルをひき1cm幅に切ったベーコンを炒め、1を加えて炒め合わせる。お皿にレタスとトマトをのせる。

4 カリッと焼いた食パンと3をお皿に盛り、2をのせる。上から粉チーズ、お好みでパプリカ粉・黒こしょうをふり、しょうゆを回しかける。

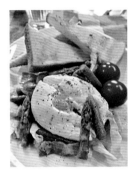

（1人分）エネルギー383kcal ／たんぱく質17.0g ／脂質20.3g ／糖質29.7g ／食物繊維2.7g ／塩分1.7g

---

鮭と野菜のおかずサラダ

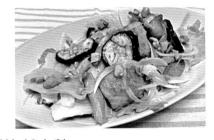

材料（2人分）

鮭	2切れ（140g）
酒	小さじ1
塩	少々
片栗粉	大さじ1
玉ねぎ	½個
長なす	小2本
レタス	大きめ2枚
サラダ油	小さじ3
A　粗く刻んだピーナッツ	15g
ポン酢	大さじ2
砂糖	小さじ1
ごま油	小さじ1

作り方

1 鮭は一口大に切って酒・塩をかけて5分おく。水気をふき取り片栗粉をまぶす。

2 玉ねぎは薄切りに。長なすは1cmの厚さに輪切りにして水にさらし、水気をきっておく。レタスは一口大にちぎる。

3 フライパンにサラダ油を入れて熱し、鮭となすをこんがりと焼いて火を通す。

4 Aを混ぜてドレッシングを作る。

5 お皿にレタス・玉ねぎ・3を盛りつけ、4をかける。

🧂🧂 memo 🧂🧂

- 一品でたんぱく質や食物繊維が補える、おかずサラダです。さらにピーナッツをから炒りすると香ばしさが増します。

（1人分）エネルギー273kcal ／たんぱく質19.5g ／脂質14.7g ／糖質12g ／食物繊維3.1g ／塩分1.3g

高血圧　糖尿病　脂質異常症

新たま豚しゃぶサラダ

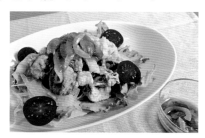

材料（4人分）

豚もも肉	240g
新玉ねぎ	中1個
レタス	½個
片栗粉	小さじ2
塩・こしょう	少々
ミニトマト	8個
「基本の玉ねぎドレッシング」（下のレシピ）	お好み

作り方

1 玉ねぎは薄くスライスし、30分放置して空気にさらしたあと、冷蔵庫に入れて冷やす。

2 豚もも肉は塩・こしょうをして片栗粉を全体にまぶし、熱湯でゆで、ザルに上げて水気をきる。

3 食べやすく切ったレタスの上に1、2をのせ、ミニトマトを飾る。

4 「基本の玉ねぎドレッシング」（下のレシピ）をお好みでかける。

🖍🖍 memo 🖍🖍

● 豚肉のビタミン B_1 と玉ねぎでスタミナアップ。夏バテ防止の一品です。

（1人分）エネルギー145kcal／たんぱく質13.2g／脂質6.2g／糖質5.2g／食物繊維1.5g／塩分0.4g

高血圧　糖尿病　脂質異常症

基本の玉ねぎドレッシング

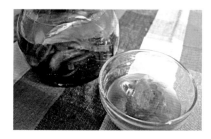

材料

玉ねぎ		中½（100g）
A	砂糖	大さじ1
	しょうゆ	¼カップ
	ワインビネガー	¼カップ
	オリーブオイル	¼カップ

作り方

1 玉ねぎを薄くスライスして空気がふれる状態で15～30分放置する。

2 Aを広口ビンに入れ、ふたをしてふり混ぜる。

3 1の玉ねぎを2に入れて混ぜ合わせ、冷蔵庫に一晩寝かせて出来上がり。

🖍🖍 memo 🖍🖍

● 冷蔵庫に保管し1週間以内に使い切りましょう。
● ワインビネガーのかわりにリンゴ酢や黒酢、オリーブオイルのかわりにサラダ油などお好みで。

（大さじ1〈15g〉分）エネルギー32kcal／たんぱく質0.3g／脂質2.6g／糖質1.2g／食物繊維0.2g／塩分0.5g

秋刀魚とれんこんのケチャップ炒め

`高血圧` `糖尿病` `脂質異常症`

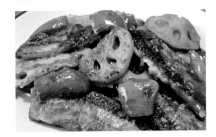

材料（4人分）

秋刀魚（3枚おろし）		4尾分
玉ねぎ		1個
ピーマン		2個
れんこん		150g
おろし生姜		小さじ1
A	酒	大さじ2
	おろし生姜	小さじ½
B	ケチャップ	大さじ3
	酒・水	各大さじ2
	鶏ガラスープの素	小さじ1
	しょうゆ	小さじ1
	砂糖	小さじ1
	片栗粉	大さじ4
オリーブオイル		大さじ2

作り方

1 玉ねぎはくし形に、ピーマンは一口大に、れんこんは半月の薄切りにする。

2 秋刀魚にAで下味をつけて、片栗粉をまぶす。

3 フライパンに半量のオリーブオイルとおろし生姜を入れて熱し、2を両面こんがり焼いてお皿にとっておく。

4 残りのオリーブオイルを入れて、れんこん、玉ねぎ、ピーマンの順に炒め、フタをして弱火で蒸し焼きにする。（約5分）

5 4にBを加え、フツフツしてきたら焼いた秋刀魚を入れて絡める。

✏️✏️ memo ✏️✏️
- お好みで酢を加えると、甘酢炒めになって一味違った味わいになります。

（1人分）エネルギー415kcal ／たんぱく質16.5g ／脂質25.1g ／糖質22.5g ／食物繊維3.0g ／塩分1.4g

---

ほうれん草と野菜のひき肉巻き

`高血圧` `糖尿病` `脂質異常症`

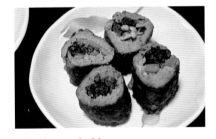

材料（8本・4人分）

ほうれん草		½束
あいびき肉		200g
にんじん		¼本
えのきだけ		½株
サラダ油		大さじ1
酒		大さじ1
A	卵（M）	1個
	高野豆腐粉	16g
	酒	大さじ½
	しょうゆ	大さじ1
	牛乳	5ml
	塩	少々
	こしょう	少々

作り方

1 ほうれん草は塩ゆで（分量外）し、水にとり水気をしっかりきり、長さ5cmに切る。にんじんは皮をむき、長さ5cm、幅1cmの角切りにする。えのきだけは石づきを取り長さ5cmに切る。

2 ボウルにひき肉とAを入れてよく練り、8等分する。

3 ラップを敷きその上に2を広げ、1の野菜を置いて巻く（8本作成）。

4 ラップを外し、サラダ油を熱したフライパンで、中火で転がしながら焼く。

5 まわりが焼き固まったら酒をふり、ふたをして弱火で中まで火を通す。

6 食べやすい大きさに切る。

✏️✏️ memo ✏️✏️
- つなぎに小麦粉ではなく高野豆腐粉を使用するとヘルシーに仕上がり栄養価もアップ。

（1人分）エネルギー217kcal ／たんぱく質13.3g ／脂質15.5g ／糖質2.3g ／食物繊維0.9g ／塩分1.6g

高血圧 糖尿病 脂質異常症
レンジで蒸しなす

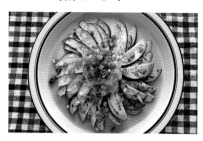

材料（2人分）

長なす	…………………	中2本
大根	…………………	100g
小ねぎ	…………………	1本
	ごま油	………… 小さじ2
A	ポン酢	………… 大さじ1
	酢	………… 小さじ2
七味唐辛子	…………………	お好み

作り方

1 なすは縦半分に切り、5mmの厚さに斜め切りする。水にさらしアクをとったら水気をきっておく。

2 お皿になすを並べラップをかけて、電子レンジ500wで5分加熱し粗熱をとる（様子を見て加熱時間を調整）。

3 大根はすりおろし、小ねぎは小口切りにする。Aの材料をよく混ぜ合わせる。

4 2の上に大根おろし・A・小ねぎをちらし、お好みで七味唐辛子をふる。

✏✏ memo ✏✏
- なすは油を吸いやすいので、焼きなすではなく蒸しなすに。その代わり、たれにごま油を使用し、コクを出しています。夏場は冷やして食べるとさらにおいしいです。

（1人分）エネルギー74kcal／たんぱく質1.7g／脂質4.2g／糖質5.1g／食物繊維3.0g／塩分0.4g

高血圧 糖尿病 脂質異常症
なすのピリ辛炒め

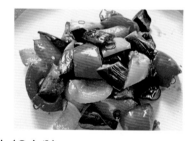

材料（2人分）

なす	…………………	中2本
パプリカ赤・黄	…………………	中½ずつ
鷹の爪	…………………	少々
サラダ油	…………………	小さじ1
	砂糖・みりん・しょうゆ	各大さじ1
A	酒	………… 大さじ2
	酢	………… 小さじ1

作り方

1 なすとパプリカは乱切りにして、なすは水にさらしてアクを取り、キッチンペーパーで水気をふき取る。鷹の爪は細く小口切りにする。

2 フライパンにサラダ油をひき、なすを炒め、しんなりしてきたらパプリカを加え炒める。

3 Aと鷹の爪を加えたら落としぶたをし、弱火でゆっくり味を含ませるように煮る。

4 汁気がなくなってきたらふたを取り、フライパンを揺すって、なすに照りを出す。

✏✏ memo ✏✏
- 甘辛で、食欲がない時にも食べられる一品。
- 冷ましてから食べるとさらに味が染みておいしくいただけます。
- 塩分をひかえたい方は、しょうゆを減らし、酢の量を増やしてみましょう。

（1人分）エネルギー115kcal／たんぱく質2.4g／脂質2.3g／糖質16.8g／食物繊維2.9g／塩分1.3g

高血圧 糖尿病 脂質異常症

ピーマンとちくわのおかか炒め

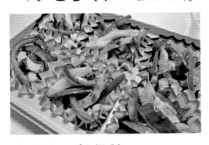

材料（6号カップ6個分）

ピーマン	2個
ちくわ	1本
かつお節	適宜
サラダ油	小さじ1
しょうゆ	小さじ1

作り方

1 ちくわは縦半分に切り、斜め薄切りに、ピーマンは千切りにする。

2 フライパンを熱し、サラダ油を入れ1を加え、ピーマンがしんなりするまで炒める。

3 しょうゆを回し入れ、かつお節を混ぜ合わせる。

🖍🖍 memo 🖍🖍

- ちくわの塩味とかつお節だけでも美味しい一品です。
- 作り置きしてお弁当のおかずにしても。

（1カップ分）エネルギー19kcal ／ たんぱく質1.2g ／ 脂質0.8g ／ 糖質1.4g ／ 食物繊維0.4g ／ 塩分0.2g

---

高血圧 糖尿病 脂質異常症

こんにゃくのねぎ塩だれ和え

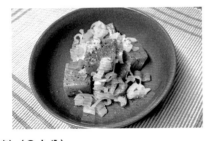

材料（2人分）

板こんにゃく(アク抜き済み)	1枚（200g）
長ねぎ	1本（100g）
A 塩	小さじ¼
A 酒	大さじ1
A ごま油	小さじ2
しょうゆ	大さじ½

作り方

1 長ねぎは小口切りにして、Aを混ぜてしんなりさせておく。

2 板こんにゃくは両面に格子状に切りこみを入れて一口大に切る。

3 フライパンを熱し、こんにゃくをチリチリと音がするまでよくから炒りする。

4 3に1を汁ごと入れて炒め、最後にしょうゆを回し入れ炒める。

🖍🖍 memo 🖍🖍

- こんにゃくは低カロリーなうえに腹もちもよく、ダイエット中の方におすすめな食品です。あと一品欲しいときに時短で作れます。
- お好みで七味をふりかけても美味しいです。

（1人分）エネルギー67kcal ／ たんぱく質0.7g ／ 脂質4.1g ／ 糖質3.4g ／ 食物繊維3.3g ／ 塩分1.4g

副菜

大豆のお好み焼き風

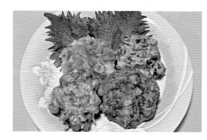

材料（2人分）

【生地】

蒸し大豆	………………	100g

A	卵（M）	………………	1個
	小麦粉	………………	大さじ4
	水	………………	少々

オリーブオイル	………………	大さじ1

【具材】

・じゃこ入り
　ちりめんじゃこ ……………… 5g
　大葉 ……………… 1枚

・さくらえび入り
　さくらえび ……………… 3g
　小ねぎ ……………… 5g

・ベーコンチーズ入り
　ベーコン ……………… 1枚
　細切りチーズ ……………… 10g

・キムチ入り
　キムチ ……………… 8g
　水菜 ……………… 5g

作り方

1. 大葉とベーコンは細切りに、小ねぎは小口切りに、キムチと水菜は細かく刻んでおく。
2. ボウルにAを入れてよく混ぜ、蒸し大豆を加えて混ぜる。
3. 2を4等分に分け、それぞれに具材を入れて混ぜ合わせる。
4. フライパンにオリーブオイルをひき、タネを食べやすい大きさに落とし入れて両面をこんがり焼く。

memo
- 大豆を入れることで小麦粉の量が減り、カロリーを抑えられます。
- さくらえびやちりめんじゃこでカルシウム補給になります。

（1人分）エネルギー283kcal／たんぱく質17.4g／脂質13.8g／糖質21.3g／食物繊維5.2g／塩分0.6g

れんこんの甘酢炒め

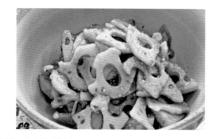

材料（4人分）

れんこん	………………	230g
片栗粉	………………	大さじ1
サラダ油	………………	小さじ2
白ごま	………………	大さじ1

A	砂糖	………………	大さじ1
	しょうゆ	………………	大さじ1
	酢	………………	大さじ1
	酒	………………	大さじ1

作り方

1. れんこんは皮をむき、食べやすい大きさに（大きい場合は半月切りやいちょう切りに）スライスして、全体に片栗粉をまぶす。
2. フライパンにサラダ油をひき、1を焦げないように焼く。
3. れんこんに火が通ったら、Aを回し入れ、絡め煮詰める。
4. 白ごまを全体にふり混ぜる。

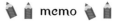

memo
- れんこんのシャキシャキ・ほっくり感が、お子さまにも食べやすいおいしさです。
- 白ごまの香ばしさで減塩に。

（1人分）エネルギー93kcal／たんぱく質1.9g／脂質3.3g／糖質12.6g／食物繊維1.5g／塩分0.8g

枝豆とアボカドの春巻き

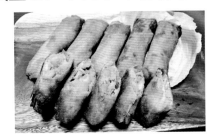

材料（5人分）

ミニ春巻きの皮	10枚
アボカド	1個
ハム	5枚
ゆでた枝豆（皮なし）	60g
サラダ油	適量
A レモン汁	大さじ1
マヨネーズ	大さじ2
しょうゆ	小さじ1
塩・こしょう	少々

作り方

1 アボカドはサイコロ状にカットし、ハムは小さめに刻む。

2 ボウルにゆでた枝豆・1・Aを入れ、スプーンでアボカドがつぶれないようにやさしく混ぜる。

3 混ざったら10等分にし、春巻きの皮で包む。

4 サラダ油を熱し、こんがりきつね色になるまで揚げる。

 memo
- 枝豆は冷凍のものを解凍して使えば、材料を混ぜるだけで時短になります。
- 揚げる前の段階で冷凍保存も可能。お弁当のおかずにも大活躍です。

（1人分）エネルギー281kcal ／たんぱく質5.9g ／脂質23.0g ／糖質10.2g ／食物繊維3.1g ／塩分0.4g

---

かぼちゃのミルクそぼろ煮

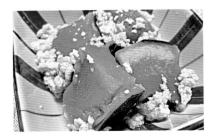

材料（2人分）

かぼちゃ	200g
めんつゆ（3倍濃縮）	大さじ1
鶏ひき肉	80g
牛乳	200ml

作り方

1 鍋に牛乳・めんつゆ・鶏ひき肉を入れて箸で混ぜて鶏ひき肉をほぐす。

2 1に2cm角に切ったかぼちゃを入れて、落としぶたをして中火で火にかける。

3 煮立ったら弱火にし、やわらかくなるまで煮る。

副菜

 memo
- 鶏ひき肉の旨味と牛乳のコクで塩分ひかえめでも美味しいです。

（1人分）エネルギー231kcal ／たんぱく質13.9g ／脂質7.4g ／糖質23.4g ／食物繊維3.5g ／塩分0.9g

高血圧　糖尿病　脂質異常症

ひじきのそぼろ煮

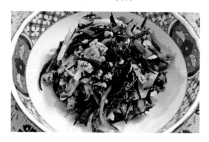

材料（5人分）

芽ひじき（生）	180g
鶏ひき肉（もも）	180g
れんこん	90g
にんじん	½本
ごま油	小さじ1
A 酒・みりん・しょうゆ	各大さじ2
砂糖	大さじ1

作り方

1 れんこんは1cm角ほどの薄切り、にんじんは4cmほどの千切りにする。

2 鍋にごま油をひき中火で熱し、鶏ひき肉をほぐすように炒める。

3 1を入れて炒め、ひじきを加え焦げつかないように炒める。

4 3にAを入れ混ぜ合わせ、沸いてきたら弱火でふたをして7～8分煮る。

5 ふたを開け、煮汁の残り具合で水分をとばし、味見をしてよければ火を止める。

🖍🖍 memo 🖍🖍

• 乾物のひじきを使う場合、たっぷりの水で30分浸して戻します。約7～8倍になります。

• 旨味の強い鶏もも肉を使うことで、だし汁いらずでおいしく、油ひかえめで作れます。

（1人分）エネルギー147kcal ／たんぱく質8.2g ／脂質6.3g ／糖質9.6g ／食物繊維1.7g ／食塩1.0g

---

高血圧　糖尿病　脂質異常症

信田煮

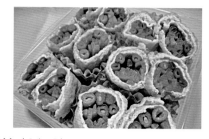

材料（8個分）

油揚げ	4枚
いんげん	20本
にんじん	¼本
だし汁	300ml
※和風顆粒だし　小さじ½	
A 酒	大さじ1
砂糖	大さじ1
しょうゆ	大さじ1
みりん	大さじ1

作り方

1 油揚げの長い辺1つと短い辺2つを切って開き、中央で半分に切る。

2 油揚げの幅に合わせて、いんげんを切り、にんじんは千切りにする。

3 鍋に湯を沸かし、油揚げを油抜きし、ザルに上げて冷ます（油揚げはかるく絞り水気をきっておく）。

4 油揚げにいんげんとにんじんをのせて巻き、楊枝で留める。

5 鍋に4・だし汁・Aを入れときどき返しながら15分煮て煮汁ごと冷ます。

6 楊枝をはずして5を半分にカットし、カップなどに入れれば冷凍保存も可能。

🖍🖍 memo 🖍🖍

• いんげんやにんじんの代わりに、ごぼうを巻いてもいい旨味が出ておすすめです。

• 作り置きしてお弁当のおかずにしても。

（1個分）エネルギー89kcal ／たんぱく質4.7g ／脂質5.8g ／糖質3.1g ／食物繊維0.9g ／塩分0.4g

里いものねぎ塩煮

`高血圧` `糖尿病` **脂質異常症**

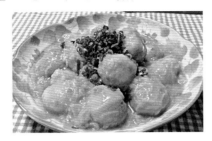

材料（4人分）

里いも	……………………………	500g
長ねぎ	……………………	1本（90g）
小ねぎ	……………………	2本（10g）
オリーブオイル	…………………	小さじ1
A おろししょうが	……………	小さじ1
水	………………………………	250ml
中華顆粒だし	…………………	小さじ1
酒	………………………………	大さじ1
塩	………………………………	小さじ½
砂糖	……………………………	小さじ1

作り方

1 長ねぎ・小ねぎは小口切りにする。

2 里いもは沸騰した湯（分量外）に入れ15分ほど煮る。ザルに上げて水気をきったあと、熱いうちに乾いたふきんなどで皮をむく。一口大の大きさに切っておく。

3 フライパンにオリーブオイルを入れ中火で熱し、里いもを入れ表面に焼き色をつける。

4 3に長ねぎ・Aをすべて入れ、汁気が少なくなるまでふたをせず煮込む。

5 器に盛り、小ねぎをちらす。

🧂 memo 🧂

- 先に油で焼くことで煮汁の染み込みを最小限に抑え、減塩になります。
- 汁気をなくしすぎると塩辛くなり、塩分過多につながるので要注意です。

（1人分）エネルギー102kcal ／たんぱく質2.5g ／脂質1.1g ／糖質16.3g ／食物繊維3.6g ／塩分1.3g

---

チンゲン菜の豆乳クリーム煮

`高血圧` `糖尿病` **脂質異常症**

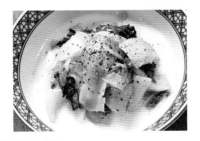

材料（3人分）

チンゲン菜	……………………	2株
ベーコン	………………………	30g
無調整豆乳	……………………	100ml
黒こしょう	……………………	お好み
ごま油	…………………………	小さじ1
サラダ油	………………………	小さじ1
A 中華顆粒だし	……………	小さじ2
酒	………………………………	大さじ1
砂糖	……………………………	小さじ½
塩	………………………………	ひとつまみ
お湯	……………………………	100ml
片栗粉	…………………………	小さじ2

作り方

1 チンゲン菜は茎と葉の部分で食べやすい大きさに切り分ける。ベーコンは1cm幅に切る。

2 フライパンにサラダ油を熱しベーコンとチンゲン菜の茎を炒め、油が回ったら葉も入れる。しんなりしてきたらAの合わせ調味料を入れてひと混ぜする。

3 豆乳でといた片栗粉を入れて、とろみがつくまで火を通す。

4 仕上げにごま油を回し入れる。お好みで黒こしょうをふる。

🧂 memo 🧂

- 豆乳の代わりに牛乳にしてもよいです。
- チンゲン菜は炒めすぎないように、手早く仕上げましょう。

（1人分）エネルギー100kcal ／たんぱく質3.0g ／脂質7.1g ／糖質4.1g ／食物繊維1.1g ／塩分1.3g

副菜

オクラと豆腐のツナマヨ和え

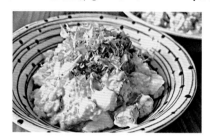

材料（2人分）

オクラ		10本
絹ごし豆腐		150g
ツナ缶		1缶
かつお節		大さじ1
A	ヨーグルト	大さじ1
	しょうゆ	小さじ1と½
	すりごま	大さじ1
	マヨネーズ	大さじ1

作り方

1 オクラはがくを取り塩ずりをして、熱湯で1～2分ゆでて小口切りにする。
2 ツナ缶は油をよく切る。
3 1・2・Aをよく混ぜる。混ざったら、豆腐をくずしながら入れさっくり混ぜる。
4 仕上げにかつお節をちらす。

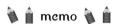 memo

● 豆腐は水切りしないので、和えたら早めに食べるようにしましょう。

（1人分）エネルギー234kcal ／ たんぱく質14.1g ／ 脂質17.3g ／ 糖質3.5g ／ 食物繊維3.3g ／ 塩分1.1g

---

副菜

かぶのあっさり甘酢あえ

材料（3人分）

かぶ		2個
塩		ひとつまみ
レモン		¼個
A	酢	150ml
	砂糖	大さじ4
	塩	小さじ½

作り方

1 「作り置き甘酢」Aの材料を鍋に入れて温め混ぜ合わせる。小瓶などに入れて冷蔵庫で保管する。
2 かぶは皮をむいて半月切り、葉の部分は長さ2～3cmに切る。ビニール袋に入れて塩を混ぜ入れ10分おく。
3 2から水が出たらサッと水洗いして、キッチンペーパーで水気をかるく取る。
4 ボウルに3といちょう切りにしたレモンを入れて、1を大さじ2混ぜ合わせ、冷蔵庫に入れて冷やしていただく。

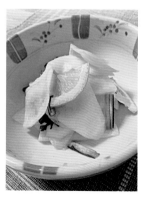

memo

● 「作り置き甘酢」は、酢の物などの料理にすぐに使えて便利です。（保存目安1週間）

（1人分）エネルギー44kcal ／ たんぱく質0.8g ／ 脂質0.2g ／ 糖質3.5g ／ 食物繊維2.0g ／ 塩分0.5g

糖尿病 脂質異常症

切干大根のごま和え

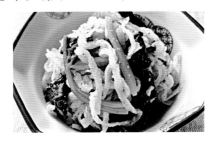

材料（2人分）

切干大根（乾燥）	20g
にんじん	¼本（50g）
ほうれん草	2束（60g）
油揚げ	½枚
すりごま	大さじ1
A しょうゆ	小さじ2弱
A 砂糖	小さじ1
A みりん	小さじ1

（1人分）エネルギー108kcal ／たんぱく質4.3g ／脂質4.4g ／糖質9.8g ／食物繊維4.2g ／塩分0.8g

作り方

1 切干大根を水に戻し、お好みのかたさにゆで（沸騰して2分くらいのゆで加減がおすすめ）、食べやすい長さに切る。にんじんと油揚げは千切りにしてゆでる。ほうれん草はゆでてから水気をきり、3cm幅に切る。

2 すりごまはフライパンでから炒りする。

3 A・2を混ぜ合わせる。

4 ボウルに1と3を入れて和える。

🖍 memo 🖍

- すりごまをフライパンでから炒りすると香ばしさアップ。
- あと一品副菜が欲しいときや、ヘルシーなおつまみとしてもおすすめです。

高血圧 糖尿病 脂質異常症

しらたきのさっぱりポン酢和え

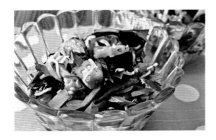

材料（2人分）

乾燥わかめ	5g
きゅうり	1本
オクラ	2本
しらたき	120g
しらす	大さじ3
ポン酢	大さじ2
白ごま	適宜

（1人分）エネルギー43kcal ／たんぱく質5.5g ／脂質0.5g ／糖質2.2g ／食物繊維3.1g ／塩分1.3g

作り方

1 わかめとオクラをゆでる。オクラは斜めの輪切りにする。

2 きゅうりは千切りにして、塩もみ（分量外）したら水気をきっておく。

3 しらたきをゆでて、食べやすい長さに切る。

4 1・2・3としらす・ポン酢を混ぜ合わせ、仕上げに白ごまをかける。

🖍 memo 🖍

- こんにゃくの不溶性食物繊維は、便量を増やし、腸内の有害物質を体外に排出する働きがあります。

副菜

191

高血圧 **糖尿病** **脂質異常症**

豆苗とちくわのわさび酢みそ和え

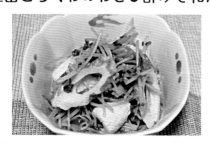

材料（2人分）

豆苗	………………	1パック（100g）
生ちくわ	………………	2本

	酢	………………	大さじ2
A	みそ	………………	小さじ½
	砂糖	………………	大さじ1
	わさび（チューブ）	………………	小さじ1

作り方

1 豆苗は根元を切り落として洗い、3等分に切り、電子レンジ600wで2分加熱して粗熱をとる。ちくわは幅5mmの斜め切りにする。

2 ボウルにAを混ぜ合わせ、1を加えてかるく和える。

🖍🖍 memo 🖍🖍

- 豆苗は電子レンジを使うことで、ゆでたときよりも葉酸の流出を抑えられます。
- わさびと酢を使って美味しく減塩できます。

（1人分）エネルギー83kcal ／たんぱく質6.3g ／脂質1.2g ／糖質11.1g ／食物繊維1.7g ／塩分0.9g

---

副菜

高血圧 **糖尿病** **脂質異常症**

さっぱりあじの梅肉和え

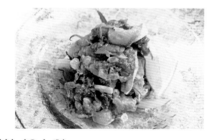

材料（2人分）

あじ刺身用	………………	60g
大葉	………………	5～6枚
玉ねぎ	………………	⅙個（35g）
しょうが	………………	2g
梅干し	………………	10g

作り方

1 あじは皮を引いて骨があれば抜き、1cm幅に切る。

2 玉ねぎは薄くスライス、大葉は千切りに、しょうがはすりおろす。

3 梅干しは種を取り、包丁で粗めにたたく。

4 ボウルに1～3すべてを合わせ、和える。

🖍🖍 memo 🖍🖍

- 梅干しのクエン酸で疲労回復効果も期待できます。
- 刺身用のあじは加熱しない分さらにEPAとDHAがとれます。

（1人分）エネルギー47kcal ／たんぱく質6.2g ／脂質1.4g ／糖質1.6g ／食物繊維0.6g ／塩分1.2g

きゅうりと夏野菜のシャキシャキ和え物

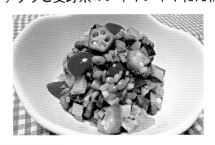

材料（2人分）

きゅうり	1本（100g）
小ねぎ	2本（10g）
ズッキーニ	½本（80g）
オクラ	2本（20g）
赤パプリカ	¼個（40g）
ミニトマト	4個
長いも	45g
納豆	1パック
梅干し	大2個
白だし	大さじ1強

（1人前）エネルギー128kcal ／たんぱく質5.9g ／脂質2.3g ／糖質17.9g ／食物繊維4.4g ／塩分1.5g

作り方

1 オクラ・ズッキーニを適当な大きさに切り、さっとゆでておく。

2 梅干しは種を取り包丁でたたき、白だしと合わせ、混ぜておく。

3 1と残りの野菜をみじん切りで細かく切っておく。

4 ボウルに3・納豆を入れ、2を回し入れ、よく混ぜて器に盛る。

🖍🖍 memo 🖍🖍

● オクラやパプリカに含まれているビタミン類は糖の吸収を助ける効果があり、夏バテ予防にもつながる食品です。

サラダほうれん草とくるみとベーコンのサラダ

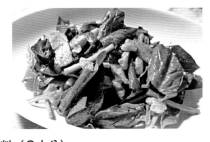

材料（3人分）

サラダほうれん草		½束（120g）
ベーコン		20g
くるみ		20g
	ワインビネガー	大さじ1
	オリーブオイル	小さじ1
A	バルサミコ酢	小さじ1
	砂糖	小さじ1
	塩・こしょう	少々

（1人分）エネルギー97kcal ／たんぱく質2.8g ／脂質8.7g ／糖質1.5g ／食物繊維1.6g ／塩分0.4g

作り方

1 Aをよく混ぜ合わせておく。

2 ほうれん草は茎と葉に分け、茎は4cmに切り、葉はちぎる。

3 2をボウルに入れ10分ほど水につけてアク抜きし、水切りする（生食可以外のほうれん草を使用する場合は、熱湯でさっとゆでる）。

4 くるみは粗く砕き、ベーコンは1cmの短冊切りにして、フライパンでカリッとするまでから炒りし、取り出しておく。

5 フライパンにAを入れかるく沸騰させ、温かいドレッシングを作る。

6 ほうれん草に5を和え、4を加える。

🖍🖍 memo 🖍🖍

● ほうれん草はシュウ酸が多いため、尿路結石症の方はレタスで代用してもよいです。

● お好みで粉チーズをふっていただいてもおいしいです。

サーモンとチーズのキウイソース

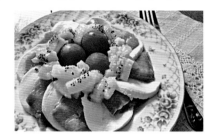

材料（3人分）

スモークサーモン	……………………	80g
モッツァレラチーズ	…………………	100g
ミニトマト	…………………………	3個
A	キウイ	………………… 1個（80g）
	はちみつ・白ワイン	……… 各大さじ1
	有塩バター	…………………… 5g

作り方

1 キウイを粗みじんにし、Aのほかの材料と耐熱ボウルに入れ、電子レンジ900wで3分加熱。混ぜてから冷ましておく。粗熱がとれたら、冷蔵庫で冷ましておく。

2 モッツァレラチーズを5mmの輪切りにする。

3 皿にスモークサーモン、チーズと交互に飾り、真ん中にミニトマトを飾る。

4 冷ましておいたキウイソースを上にかける。

🖍🖍 memo 🖍🖍

- キウイの酸味がサーモンとチーズによく合います。華やかな一品です。
- 甘さや油脂を少なくしたい方は、はちみつ・バターの量を調節してください。

（1人分）エネルギー106kcal ／たんぱく質8.8g ／脂質3.2g ／糖質9.2g ／食物繊維1.0g ／塩分1.1g

---

副菜

さやいんげんのクリームチーズ和え

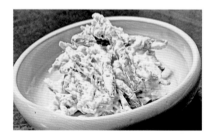

材料（2人分）

さやいんげん	………………………	60g
にんじん	…………………… 中½本（45g）
しょうゆ	………………………… 小さじ½
クリームチーズ	………………………	100g
ツナ缶	……………………………	70g
レモン汁	………………………… 小さじ1
塩・黒こしょう	……………………… 適宜

作り方

1 さやいんげんはすじを取り、塩（分量外）を入れた熱湯でゆでて半分の長さにする。にんじんは千切り。同様にゆでる。

2 耐熱容器にクリームチーズを入れ電子レンジ500wで10秒加熱する。

3 ボウルに2・ツナ・しょうゆ・レモン汁を入れよくかき混ぜる。

4 3に1を入れて和え、塩と黒こしょうで味をととのえる。

🖍🖍 memo 🖍🖍

- クリームチーズとレモン汁でいつもと違う味つけに。ツナをプラスしてたんぱく質を補給しましょう。

（1人分）エネルギー263kcal ／たんぱく質10.9g ／脂質21.8g ／糖質4.4g ／食物繊維1.3g ／塩分2.3g

高血圧 糖尿病 脂質異常症

じゃがいもしゃっきり酢炒め

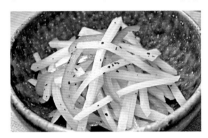

材料（4人分）

じゃがいも	大2個
	※あればメークイーンがよい
ピーマン	1個
にんにく	1かけ
ごま油	大さじ1と⅓
酢	大さじ1と½
みりん	大さじ1
塩	小さじ½
黒こしょう	お好み

作り方

1 じゃがいもは3～5mm幅の千切りにして水にさらし、水気をきる。

2 フライパンにごま油小さじ1を熱し、千切りしたピーマンをさっと炒め取り出す。

3 同じフライパンに、ごま油大さじ1と、包丁の腹でつぶしたにんにくを入れ、弱火で熱し香りが立ったら、じゃがいもを加え炒める。

4 油が全体にまわり、しんなりとしたら酢を加え炒め、じゃがいもに透明度が出たらみりん・塩を加え最後にピーマンを戻し、黒こしょうを好みでふる。

🍶🍶 memo 🍶🍶

- お酢の酸味と、こしょうのスパイスで減塩に。
- じゃがいもは切り幅を変えることでお好みのシャキシャキ感になります。

（1人分）エネルギー126kcal／たんぱく質1.6g／脂質4.1g／糖質16.4g／食物繊維1.5g／塩分0.7g

高血圧 糖尿病 脂質異常症

なすと水菜のあっさり和え

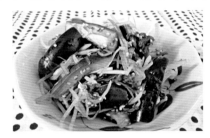

材料（2人分）

なす	中1本
水菜	100g
みょうが	1個
ゆず風味ポン酢	大さじ1
炒りごま	少々

作り方

1 なすは縦に2～3等分にして食べやすい大きさに切る。ラップで包み電子レンジ500wでしんなりするまで約3～4分加熱し、水にとり冷ます。

2 水菜はよく洗い、さっとゆでておく。

3 みょうがは千切り、水菜は粗熱がとれたら5cmくらいに切り、なすとともに水気を絞っておく。

4 ボウルに3とポン酢、ごまを入れ混ぜ合わせる。

🍶🍶 memo 🍶🍶

- 水菜は湯に入れてすぐザルにあけるとシャキシャキと食感がよくなります。
- なすや水菜の水気を絞るときは、絞りすぎると大事な栄養素を失います。ほどよく水気を残しておきましょう。

（1人分）エネルギー36kcal／たんぱく質2.2g／脂質0.7g／糖質3.6g／食物繊維2.9g／塩分0.7g

副菜

高血圧 糖尿病 **脂質異常症**

カロリーオフ・ポテトサラダ

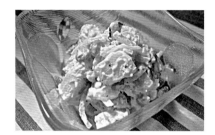

材料（2人分）

じゃがいも	中2個
玉ねぎ	¼個
きゅうり	½本
コーン水煮缶	20g
A プレーンヨーグルト	90g
粉チーズ	小さじ2
グレープシードオイル	小さじ1
塩・こしょう	少々

作り方

1 きゅうりは薄く輪切りにする。玉ねぎは薄切りにしたあと、空気にさらしておく。

2 プレーンヨーグルトはふきんやペーパータオルなどで水切りしておく。

3 じゃがいもは洗ってラップに包み電子レンジ600wで約5分加熱し、その後ラップに包んだまま粗熱をとり、一口大にカットして皮をむく。

4 ボウルに3のじゃがいも、1・コーンを入れ、よく混ぜ合わせたAで和えて、塩・こしょうで味をととのえる。

memo

- じゃがいもはつぶさないのがコツ。つぶすとじゃがいもの水分でベタベタして、調味料（塩分）も多くなります。
- 通常のマヨネーズ大さじ5を使ったものに比べ、カロリーは約55％カットになります。
- 玉ねぎは空気にさらすことで栄養成分が安定し辛味も抜けます。水にさらすと栄養成分が流れ出てしまうので避けましょう。

（1人分）エネルギー160kcal ／たんぱく質5.0g ／脂質4.2g ／糖質24.2g ／食物繊維2.2g ／塩分0.5g

---

高血圧 糖尿病 **脂質異常症**

ゴーヤのツナサラダ

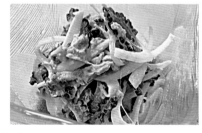

材料（4人分）

ゴーヤ	1本
玉ねぎ	中½個
ツナ缶（ノンオイル）	1缶
A レモン汁	小さじ2
マヨネーズ	大さじ1
プレーンヨーグルト	大さじ1
こしょう	少々

作り方

1 ゴーヤは両隅を切り落とし、縦半分に切ってわたと種を取り除き、薄くスライスして塩小さじ1（分量外）でもんで10分おく。

2 玉ねぎは薄くスライス、Aは混ぜ合わせておく。

3 1を熱湯で30秒湯がき、水で洗って手で絞り、キッチンペーパーで水気を取る。

4 ゴーヤ・玉ねぎ・ツナ缶（汁ごと）をAで和えて、こしょうで味をととのえる。

memo

- ゴーヤの苦み成分「モモルデシン」は胃腸を刺激し、食欲を増進させる働きがあります。
- ツナ缶があれば、和えるだけでとっても簡単。もう一品欲しいときにもどうぞ。

（1人分）エネルギー71kcal ／たんぱく質4.9g ／脂質2.9g ／糖質5.4g ／食物繊維1.8g ／塩分0.3g

`高血圧` `糖尿病` `脂質異常症`

トマトと夏野菜のサラダ

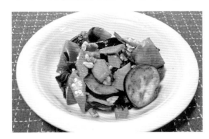

材料（2人分）

トマト	中1個
サラダ油	小さじ1
なす	小1個
かぼちゃ	40g
オクラ	2本
乾燥わかめ	2g
むきぐるみ	20g
A オリーブオイル	大さじ1
A 塩	少々
A 酢・レモン汁	各小さじ1

作り方

1 トマトは一口大の乱切りにする。なす・かぼちゃは一口大の薄切りにして、フライパンにサラダ油をひいて焼いておく。オクラはさっとゆでて冷水にとり、食べやすい大きさに切る。わかめは水で戻してから水気をよくきっておく。

2 くるみはかるくフライパンで炒り、粗めに刻む。

3 Aをよく混ぜ合わせる。

4 ボウルに1と、2・3の半量ずつを入れて混ぜ合わせる。

5 皿に4を盛り、残りの2・3をかける。

✏️🖍 memo 🖍✏️

- トマトのリコペンやβ-カロテンに加え、同じ抗酸化成分であるビタミンCやビタミンE（くるみに多く含まれます）を一緒にとることができるサラダです。
- β-カロテンは脂溶性のため、油と一緒にとると吸収率アップ。
- くるみのかたさが気になる方は、すり鉢でよくすってから使いましょう。

（1人分）エネルギー191kcal／たんぱく質3.3g／脂質15.1g／糖質8.9g／食物繊維4.4g／塩分0.4g

`高血圧` `糖尿病` **脂質異常症**

トマトと玉ねぎのさっぱりサラダ

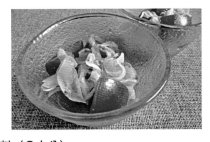

材料（2人分）

トマト	中1個
玉ねぎ	½個
大葉	4枚
A おろしにんにく	小さじ½
A 塩・黒こしょう	少々
A しょうゆ	大さじ½
A 酢	大さじ½
A レモン汁	小さじ1
A 砂糖	少々

作り方

1 トマトは一口大に、玉ねぎはスライス、大葉は千切りにする。

2 Aを混ぜ合わせる。

3 1と2を和えて冷蔵庫で冷やし、よく混ぜ合わせて盛りつける。

✏️🖍 memo 🖍✏️

- あと一品欲しいときにも簡単。さっぱりとしたおつまみにもおすすめです。
- ゆでたなすやオクラを入れてもおいしくいただけます。夏にピッタリです。

（1人分）エネルギー53kcal／たんぱく質1.5g／脂質0.2g／糖質10.2g／食物繊維1.9g／塩分1.0g

副菜

197

高血圧 糖尿病 脂質異常症

にんじんサラダ

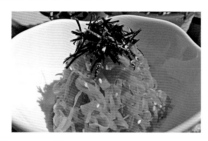

材料（3人分）

にんじん		2本（300g）
白ごま		適量
きざみのり		適量
A	梅肉	20g
	かつお昆布だし	大さじ1
	みりん	大さじ1と½
	薄口しょうゆ	少々
	オリーブオイル	大さじ1

作り方

1 にんじんは千切りし、かるく塩もみしておく。

2 Aは、梅肉をすり鉢でなめらかになるまですりつぶしてから、順に加え合わせる。

3 1の水気をかるく絞り、Aと白ごまを加えよく和える。

4 器に盛り、きざみのりをのせる。

memo

- にんじんは縦に包丁で細かく切り込みを入れ、ピーラーでむいていくと、薄くてやわらかな千切りが、簡単にできます。
- 少し冷蔵庫に入れたほうが、味が染みておいしくなります。
- 作りおきで、お弁当の彩りの一品にもなります。

（1人分）エネルギー110kcal ／たんぱく質1.6g ／脂質4.6g ／糖質11.8g ／食物繊維3.5g ／塩分0.7g

---

副菜

 高血圧 糖尿病 脂質異常症

ホクホク里いもサラダ

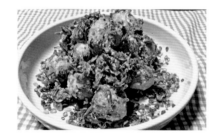

材料（4人分）

里いも		500g
かつお節		2パック（20g）
A	桜エビ	10g
	小ねぎ	お好みで
	マヨネーズ	大さじ2
	しょうゆ	小さじ1

作り方

1 里いもは水からゆで、竹串が通るやわらかさになったらザルに上げる。熱いうちに皮をむく（乾いたふきんなどを使うとよい）。

2 大きい里いもは一口大に切ってボウルに入れる。Aを入れ、里いもの形をくずさないように混ぜる。

3 皿に小口切りにした小ねぎをちらし、その上に2を盛りつける。

memo

- 里いもはつぶしてもよいでしょう。
- かつお節の香りにより、調味料の量を抑えることができます。

（1人分）エネルギー143kcal ／たんぱく質7.7g ／脂質4.8g ／糖質14.1g ／食物繊維3.0g ／塩分0.7g

夏野菜の焼きサラダ

高血圧 糖尿病 脂質異常症

材料（5人分）

なす	2本
オクラ	8本
ズッキーニ	1本
パプリカ赤・黄	各1個
みょうが	1個
かいわれ大根	適量
A だし汁	300ml
A しょうゆ	大さじ3
A みりん	大さじ3
A 酒	大さじ1
A 砂糖	大さじ½
おろししょうが	15g
サラダ油	大さじ3

🧂🧂 memo 🧂🧂

- 彩りが鮮やかで、おもてなし料理にも。食卓が華やかになりおすすめです。
- 1日に必要な野菜摂取量の2分の1がとれます。

作り方

1 なすとオクラはへたを切り落とし、なすは縦半分に切り、切れ目を入れ一口大に切って水に浸し、オクラは塩ずりして水で洗い水気をきる。

2 ズッキーニは1cmの輪切り、パプリカはくし切りにする。

3 Aをすべて鍋に入れて煮立ったら火を止め、おろししょうがを加え混ぜる。

4 フライパンにサラダ油をひき、なす→ズッキーニ→オクラ→パプリカの順で、焦がさないように炒める（途中ふたをして蒸し焼きにするとよい）。

5 焼き上がった野菜はいったんキッチンペーパーに上げて、熱いうちにAに浸す。バットで冷蔵庫に入れて冷やす。

6 食べる直前に器に盛り、千切りしたみょうがとかいわれ大根を添える。

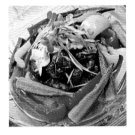

（1人分）エネルギー154kcal ／たんぱく質3.7g ／脂質7.5g ／糖質13.5g ／食物繊維3.4g ／塩分1.4g

---

白菜とりんごのサラダ

高血圧 糖尿病 脂質異常症

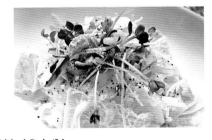

材料（3人分）

白菜	200g
りんご	½個
かいわれ大根	¼パック
くるみ	15g
A プレーンヨーグルト	大さじ5
A はちみつ	小さじ2
A レモン汁	大さじ1
塩	小さじ½
黒こしょう	お好み

作り方

1 白菜は芯の部分は細切り、葉の部分はザク切り、りんごは皮ごといちょう切りにしてボウルに入れる。塩をふってふんわりと混ぜ10〜15分おく。

2 くるみを砕いてフライパンで焦げないように香ばしく炒っておく。

3 1を器に盛り、合わせたAをかけ、かいわれ大根とくるみをトッピングし、お好みで黒こしょうをかける。

🧂🧂 memo 🧂🧂

- 白菜はやわらかい中心部分を使いましょう。油は使わずプレーンヨーグルトで、さっぱりヘルシーに仕上がっています。

（1人分）エネルギー100kcal ／たんぱく質2.3g ／脂質4.3g ／糖質13.9g ／食物繊維2.1g ／塩分1.0g

豆腐ドレッシングで野菜サラダ

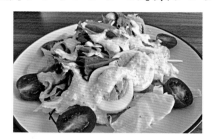

材料（2人分）

水菜		40g
レタス		100g
ミニトマト		6個
ゆで卵（M）		1個
A	絹ごし豆腐	75g
	砂糖	小さじ2
	酢	大さじ1
	しょうゆ	小さじ¼
	オリーブオイル	大さじ½
	塩・黒こしょう	少々

作り方

1 水菜は3cmに、ミニトマトは半分に切る。レタスは食べやすい大きさにちぎる。ゆで卵は輪切りにする。

2 Aを泡立て器でなめらかになるまでよく混ぜる。

3 器に1を盛りつけ、2をかける。

🖍🖍 memo 🖍🖍

- 手軽に作れる豆腐ドレッシングは、温野菜にかけても。ちょっとコクのあるドレッシングが食べたいときにおすすめです。
- オリーブオイルなしで1人前約30kcalカットになります。

（1人分）エネルギー119kcal ／たんぱく質6.1g ／脂質6.7g ／糖質6.5g ／食物繊維1.7g ／塩分0.6g

---

ミモザサラダ

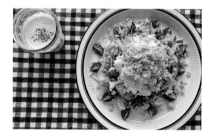

副菜

材料（2人分）

ゆで卵（M）		2個
キャベツ		150g
水菜		½束
玉ねぎ		40g
ミニトマト		3個
塩		少々
A	マヨネーズ	大さじ3
	牛乳	大さじ3
	にんにくチューブ	1.5cm
	酢	小さじ1
	黒こしょう	少々

作り方

1 水洗いしたキャベツをラップに包み、電子レンジ600wで2分間加熱する。粗熱がとれたらペーパーなどで水気をしっかり取り、1〜2cm幅の角切りにする。

2 薄切りにした玉ねぎと3〜4cm幅に切った水菜をボウルへ入れ、塩を入れて塩もみする。ミニトマトは半分に切る。

3 ゆで卵を半分に切り、白身は粗刻み、黄身はフォークでかるく潰す。

4 1から3の順で器に盛り、Aを混ぜ合わせたドレッシングをかける。

🖍🖍 memo 🖍🖍

- キャベツは電子レンジで加熱してから切ることで、ビタミンCが多く残ります。

（1人分）エネルギー258kcal ／たんぱく質9.7g ／脂質20.1g ／糖質7.7g ／食物繊維2.4g ／塩分1.1g

高血圧 糖尿病 脂質異常症

チキンホットサラダ

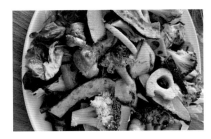

材料（2人分）

れんこん	………………	80g
かぼちゃ	………………	100g
ブロッコリー	………………	60g
鶏もも肉（皮なし）	………………	160g
（下味用塩・こしょう・酒	………………	少々）
サニーレタス	………………	40g
オリーブオイル	………………	大さじ1
A	しょうが	10g
	ポン酢	大さじ1
	ごま油	小さじ1

作り方

1 れんこん・かぼちゃは5mmの薄切りに、ブロッコリーは一口大にして塩ゆでしておく。サニーレタスは手でちぎる。

2 鶏肉は一口大に切り、下味用の調味料でもみこむ。

3 すりおろしたしょうがと調味料を混ぜて、しょうがドレッシングを作る。

4 オリーブオイルの半量をフライパンにひき、中火でれんこん・かぼちゃを焼いていく。焼き目がついたら、弱火にしてふたをし、5分蒸し焼きにする。皿に取り出しておく。

5 4のフライパンに残りのオリーブオイルを入れ、鶏肉を弱火〜中火でふたをして蒸し焼きにする。

6 すべての材料を盛りつけ、3をかける。

🖍🖍 memo 🖍🖍

• ビタミンEの豊富なかぼちゃと、れんこん、鶏肉を入れることでたんぱく質も補給できるバランスのよい一品です。しょうがドレッシングは体を温め、冷え性レシピとしてもおすすめです。

（1人分）エネルギー274kcal ／ たんぱく質21.2g ／ 脂質12.2g ／ 糖質15.3g ／ 食物繊維4.4g ／ 塩分0.6g

---

高血圧 糖尿病 脂質異常症

枝豆のわさびマヨサラダ

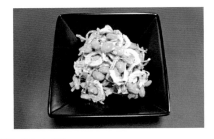

材料（4人分）

ゆでた枝豆（皮なし）	………………	140g
ちくわ	………………	2本
にんじん	………………	½本
いりごま	………………	2g
マヨネーズ	………………	大さじ2と½
わさび（チューブ）	………………	小さじ1と½
塩・こしょう	………………	少々
だししょうゆ	………………	小さじ½

作り方

1 にんじんは千切りにし、ちくわは薄く切る。

2 ボウルに枝豆・にんじん・ちくわ・マヨネーズ・わさび・だししょうゆを入れて、混ぜ合わせる。最後に塩・こしょうで味をととのえる。

3 いりごまは混ぜ合わせるか、最後にふりかける。

🖍🖍 memo 🖍🖍

下準備〜おいしい枝豆のゆで方〜
1 水洗いしたさやを塩でもむ。
2 沸騰したお湯に入れ、お好みのかたさにゆでる。少しかためがポイント。
3 ザルに上げ、うちわや扇風機などで冷ます。

• 市販の冷凍枝豆を活用すると、時短でも上等なおかずに。
• わさびを多めに入れるとピリッとした仕上がりになり、おつまみにも最適です。

（1人分）エネルギー157kcal ／ たんぱく質7.6g ／ 脂質9.7g ／ 糖質7.8g ／ 食物繊維2.4g ／ 塩分0.8g

高血圧 糖尿病 脂質異常症
にんじん　しりしり

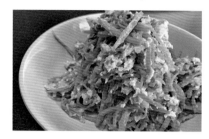

材料（4人分）

にんじん	……………………	2本
キャベツ	……………………	¼個
サラダ油	……………………	大さじ1
ツナ缶	……………………	大1缶
酒	……………………	大さじ½
塩	……………………	小さじ½
A 卵	……………………	2個
塩	……………………	小さじ⅓

（1人分）エネルギー158kcal ／たんぱく質8.1g ／脂質10.3g ／糖質6.7g ／食物繊維2.5g ／塩分1.4g

作り方

1 にんじんは皮をむき5cmほどの千切りにする。キャベツは芯を取り除き、千切りにする。Aの卵は溶きほぐし、塩を加え混ぜておく。

2 フライパンにサラダ油を熱し、にんじんを加えて強火で炒める。しんなりしてきたら油を切ったシーチキンを加えて炒める。

3 酒と塩を加えよく炒め、Aを加えて全体をさっと混ぜ卵に火が通るまで炒める。

memo
- ボリュームたっぷりで食物繊維とたんぱく質がとれる簡単レシピです。

高血圧 糖尿病 脂質異常症
ゴーヤきんぴら

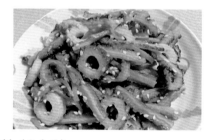

材料（2人分）

ゴーヤ	……………………	½本
ちくわ	……………………	50g
にんじん	……………………	20g
白ごま	……………………	小さじ1
ごま油	……………………	小さじ1
砂糖	……………………	小さじ2
しょうゆ	……………………	小さじ2
鷹の爪	……………………	適宜

（1人分）エネルギー88kcal ／たんぱく質4.5g ／脂質3.4g ／糖質8.6g ／食物繊維2.1g ／塩分1.4g

作り方

1 ゴーヤは縦半分に切り、スプーンを使って中ワタを取り除く。縦方向に3cm位の薄切りにする。ボウルに入れて塩（分量外）をまぶし、水気が出てきたらさっと洗い、水気をしっかりきっておく。ちくわは輪切りに、にんじんは細切りにする。

2 鍋を火にかけてごま油をひき、鷹の爪を入れる。1の材料を入れて火が通る程度にさっと炒める。

3 砂糖・しょうゆを加えてよく混ぜ合わせたら、最後に白ごまをふりかけて完成。

memo
- 調味料はある程度火が通ってきた頃に入れると、材料の表面に味が付き、少ない塩分でも味をしっかり感じることができます。
- ゴーヤは中ワタ（白い部分）に苦味があります。苦手な方はしっかり取り除きましょう。

ピーマンのおかか和え

高血圧　糖尿病　脂質異常症

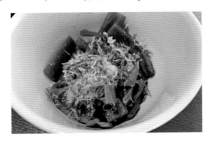

作り方

1　ピーマンは種を取り除き、1cm幅に切る。
2　フライパンを中火に熱し、ごま油をひき 1を入れる。
3　食感が残る程度にさっと炒めたら、しょうゆを入れて火を止める。
4　3を器に盛りつけ、かつお節をのせる。

材料（2人分）

ピーマン	4個
ごま油	大さじ1
しょうゆ	小さじ2
かつお節	2g

🖍🖍 memo 🖍🖍

- ごま油とかつお節の風味で塩分控えめでも美味しい一品。
- シンプルな味付けはピーマンの甘味をひき立てます。

(1人分) エネルギー85kcal ／たんぱく質2.2g ／脂質6.2g ／糖質3.4g ／食物繊維2.3g ／塩分0.9g

---

切干大根キムチ

高血圧　糖尿病　脂質異常症

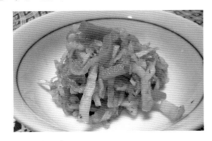

作り方

1　水で戻した切干大根と千切りにしたにんじんを、さっとお湯でゆで、水分をきり冷ます。
2　ビニール袋（口を閉じることができるタイプのもの）に切干大根とにんじん、キムチの素を入れ、よくもみ込む。
3　冷蔵庫で保管し、早めに食べ切りましょう（目安1週間）。

材料（4人分）

切干大根	40g
にんじん	20g
キムチの素	大さじ3

副菜

🖍🖍 memo 🖍🖍

- 辛いのが苦手な方はキムチの素の量を少なく調節しましょう。
- しいたけや小松菜など余った野菜やきのこ類を加えてもよいです。

(1人分) エネルギー41kcal ／たんぱく質1.3g ／脂質0.2g ／糖質7.0g ／食物繊維2.2g ／塩分1.1g

203

えのきとチンゲン菜のラー油炒め

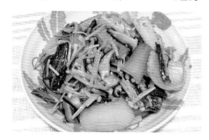

材料（2人分）

えのきだけ	½株
しいたけ	2個
チンゲン菜	2株
いりごま	小さじ1
酢、しょうゆ	各小さじ2
ごま油	小さじ2
ラー油	小さじ1

作り方

1 えのきだけは石づきをとり、長さ半分に切る。しいたけは薄切りに、チンゲン菜は1口サイズに切る。

2 フライパンにごま油をひき、えのきだけとしいたけを炒める。香りが出てきたら、チンゲン菜を入れる。

3 酢・しょうゆを加え、最後にラー油といりごまを加える。

🖍 memo 🖍

● きのこは2種類以上を使うと、香りや旨味が相乗効果により引き立ちます。
● チンゲン菜は火を通し過ぎずに、シャキシャキな歯ごたえを残しましょう。

（1人分）エネルギー95kcal ／たんぱく質2.1g ／脂質9.0g ／糖質2.0g ／食物繊維2.0g ／塩分0.7g

---

副菜

れんこんのピザ風焼き

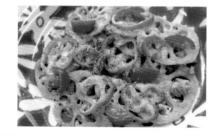

材料（2人分）

れんこん	160g
小麦粉	小さじ1
ツナ缶（水煮）	30g
とろけるチーズ	25g
ピーマン	小½個
ケチャップ	小さじ2
オリーブオイル	小さじ1
塩・こしょう	少々
黒こしょう	お好み
プチトマト	2個

作り方

1 れんこんは薄く（2～3mm）スライスして小麦粉をまぶす。

2 フライパンにオリーブオイルをひき、1のれんこんを並べ焦げないように弱火～中火で両面焼く。

3 れんこんに火が通ってきたら、れんこんをピザの生地のように見立てて形を作り、塩・こしょうをし、ケチャップを全体に塗る。

4 ツナ、チーズ、スライスしたピーマンを均等に散らし、ふたをして数分、チーズがとけるまで焼く。

5 お皿に移し、くし切りのプチトマトを飾り、黒こしょうをお好みで振る。

🖍 memo 🖍

● れんこんの淡泊な味がトッピングの具材の味を引き立てます。

（1人分）エネルギー136kcal ／たんぱく質7.0g ／脂質5.5g ／糖質13.4g ／食物繊維1.9g ／塩分1.0g

ひじきときくらげの白和え

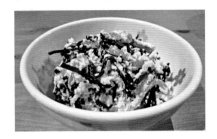

材料（2人分）

木綿豆腐	½丁（150g）
A　白すりごま	大さじ1
砂糖、白練りごま、しょうゆ	各大さじ½
塩	少々
乾燥ひじき	5g
乾燥きくらげ	3個（1g）
にんじん	15g

作り方

1 ひじきときくらげは水でもどし、にんじんときくらげは千切りに切っておく。

2 鍋に湯を沸かし、豆腐を3等分に切って入れる。1分ほど茹でてからザルにあげて冷ます。残りのお湯で、ひじきときくらげを茹で、冷ます。

3 豆腐が冷めたら、ペーパータオルで包んで手で押し、水気を絞る。120gくらいになるまで絞るのが目安。

4 ペーパータオルを取り、ゴムべらですりつぶすようにしてザルに通しながらボウルに入れる。

5 Aの材料をボウルに加えて混ぜ、さらに1の材料をよく混ぜあわせる。

🖍️🖍️ memo 🖍️🖍️

• 乾物は日持ちするので常備して、手軽に食物繊維を補えます。

（1人分）エネルギー105kcal／たんぱく質6.5g／脂質6.4g／糖質4.5g／食物繊維2.9g／塩分1.9g

しいたけとポテトのガーリック焼き

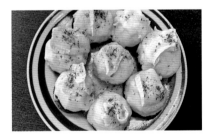

材料（4人分／1人2個）

しいたけ	8個
じゃがいも	1個
バター	5g
牛乳	大さじ1
にんにくチューブ	小さじ1
しょうゆ	少々
カマンベールチーズ	うす切り8枚
ドライパセリ	お好み

作り方

1 じゃがいもは皮をむいて茹でる。

2 しいたけは石づきをとり、傘部分に十字の切り込みを入れる。

3 石づきはみじん切りにして、バターの半分を使って炒めボウルに入れる。

4 1を3のボウルに入れる。バターの残り半量と牛乳、にんにくチューブを入れてよく混ぜる。

5 2へ2～3滴しょうゆをたらし、4をのせる。カマンベールをトッピングして170℃のオーブンで10～15分焼く。器へもりつけ、パセリをふる。

🖍️🖍️ memo 🖍️🖍️

• おもてなしの料理にもおすすめです。
• じゃがいもへ他の野菜をみじん切りにしたものを加えても美味しいです。

（1人分）エネルギー65kcal／たんぱく質3.0g／脂質2.7g／糖質7.1g／食物繊維2.3g／塩分0.2g

副菜

ワカモレ★guacamole

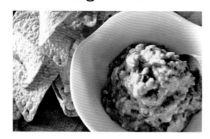

材料（4人分）

アボカド	1個
トマト	½個
玉ねぎ	¼個
ピーマン	½個
コリアンダー（パクチー）	お好み
にんにく	½かけ
ライム	1個
塩・こしょう	少々

作り方

1 玉ねぎ・ピーマンは粗めのみじん切り、トマトは種を除き5mm角に切る。

2 コリアンダー（なければセロリーの葉でもよい）、にんにくをみじん切りにして、ライムは絞って大さじ2強の汁をとる。

3 ボウルに皮と種を除いたアボカドの果肉を入れて、ざっくりと潰す。

4 3に玉ねぎ、ピーマン、コリアンダー、にんにくを混ぜ合わせ、トマトとライム汁をさっくりと混ぜ合わせる。

5 塩・こしょうで味を調えて出来上がり。

🖍🖍 memo 🖍🖍
- シンプルにトルティアチップスにつけて、ビールのおつまみに良く合います。
- サンドイッチやバーガーに挟んだり、揚げ物のソースとしても。

（1人分）エネルギー103kcal ／たんぱく質1.7g ／脂質8.9g ／糖質3.6g ／食物繊維3.1g ／塩分0.4g（トルティアチップスは栄養価に含まれていません）

副菜

春雨のカレー風味炒め

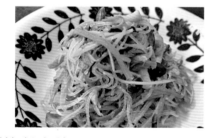

材料（2人分）

春雨	40g
しめじ	60g
豆苗	50g
ピーマン	40g
にんじん	40g
ツナ缶（水煮）	1缶
サラダ油	大さじ½
A カレー粉	小さじ1
A しょうゆ	大さじ⅔

作り方

1 春雨は固めに茹で、食べやすい長さに切っておく。Aは混ぜ合わせておく。

2 しめじは石づきを取りほぐす、豆苗は根本を切り落として半分に切る、ピーマンとにんじんは千切りにしておく。ツナ缶はほぐしておく。

3 フライパンにサラダ油を入れて中火で熱し、しめじとにんじんを入れ炒め、しんなりしたらピーマンと豆苗を入れて更に炒める。

4 水気をきった春雨とツナ、Aを入れ炒め合わせる。

🖍🖍 memo 🖍🖍
- 熱に強い緑豆春雨を使用すると、伸びにくくコシのある食感を楽しめます。

（1人分）エネルギー155kcal ／たんぱく質8.4g ／脂質3.7g ／糖質23.9g ／食物繊維3.8g ／塩分1.1g

春雨の梅マヨネーズサラダ

高血圧 糖尿病 脂質異常症

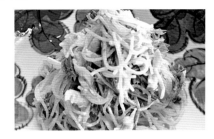

材料（3人分）

春雨	40g
ささみ	2本
きゅうり	50g
水菜	1束
A　酒	大さじ3
塩	少々
B　マヨネーズ	大さじ2
砂糖	小さじ1
酢	小さじ1
梅干し（種を取って刻む）	2個
かつお節	1パック

作り方

1 ささみの筋を取り耐熱容器へ入れ、Aをふりかけラップをし、電子レンジ500wで3分間加熱する。粗熱がとれたら、ほぐして冷蔵庫へ入れておく。

2 春雨は茹でて食べやすい長さに切っておく。

3 きゅうりは千切りに、水菜は3cm幅に切っておく。

4 ボウルへ1と水気を良くきった2と3を入れ、Bを加えて良く混ぜ合わせる。

🖍🖍 memo 🖍🖍

● 水菜とささみが入ることで噛み応えがあり、満腹感が得やすい一品です。

（1人分）エネルギー52kcal／たんぱく質3.2g／脂質2.1g／糖質4.9g／食物繊維0.4g／塩分0.6g

ブロッコリーと豆腐の炒め煮

高血圧 糖尿病 脂質異常症

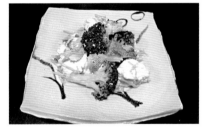

材料（4人分）

ブロッコリー	120g
木綿豆腐	1丁（400g）
えのき茸	100g
かに風味かまぼこ	2本
サラダ油	大さじ1
しょうゆ	小さじ1
鶏ガラスープの素	小さじ½
A　酒	小さじ1
砂糖	小さじ1
塩	小さじ1／4
こしょう	少々

作り方

1 ブロッコリーは一口大に切り塩ゆでしておく。

2 えのき茸は石づきを取り3cm長さに切る。かに風味かまぼこは粗くほぐす。

3 フライパンにサラダ油を入れて中火で熱し、えのき茸、かに風味かまぼこをかるく炒めたらAの調味料を加えて更にひと炒めする。

4 豆腐をスプーンですくい入れ、ふたをして2～3分蒸し煮する。

5 ブロッコリーを加えてしょうゆを回し入れる。

🖍🖍 memo 🖍🖍

● 豆腐はスプーンですくい入れることで味が染み込みやすくなります。

（1人分）エネルギー111kcal／たんぱく質11.0g／脂質4.6g／糖質5.1g／食物繊維2.7g／塩分1.1g

みょうがと香味野菜のオリーブ油和え

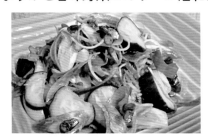

材料（2人分）

みょうが	……………………………	5個
きゅうり	…………………	½本（80g）
かいわれ大根	………………………	40g
塩（塩もみ用）	…………………	ひとつまみ
生姜	…………………………………	50g
A	オリーブ油 ……………………… 大さじ2	
	白ワイン ………………………… 大さじ3	
	レモン汁 ………………………… 小さじ1	
	ブラックペッパー ………………… 適宜	
	砂糖 ……………………………… 大さじ½	

（1人分）エネルギー164kcal ／たんぱく質1.6g ／脂質12.4g ／糖質6.0g ／食物繊維2.1g ／塩分1.5g

作り方

1 きゅうりは乱切りにして塩もみをしておく。みょうがは細切り、生姜は千切り、かいわれ大根は食べやすい長さに切っておく。

2 ボウルにAを入れ、混ぜ合わせておく。

3 別のボウルに1を入れ、味を見ながら2を入れ、混ぜていく。

4 皿に盛りつけて完成。

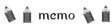memo

- 和え物を洋風に。生のみょうがは α −ピネンを効率よく摂取することができます。

高血圧 糖尿病 脂質異常症

かぼちゃのヨーグルトスープ

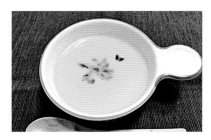

材料（4人分）

玉ねぎ	1個
かぼちゃ	400g
水	500ml
コンソメ固形	1個
ヨーグルト	150g
塩・こしょう	適量
バター	20g

作り方

1 玉ねぎは薄切りにする。

2 かぼちゃは種を取り電子レンジで加熱し（皮が取りやすい状態に加熱できていればよい）、皮は適量を粗みじんにする。

3 鍋でバターを熱し、玉ねぎをきつね色になるまで炒める。かぼちゃ・水・コンソメを入れてやわらかくなるまで煮詰める。

4 ヨーグルトを加え、塩・こしょうで味をととのえる。

5 ミキサーにかけて盛りつけ、皮をちらす。

🥛🥛 memo 🥛🥛

• 糖尿病の方は、かぼちゃは糖質を多く含むため摂取量に気をつけましょう。

• かぼちゃには風邪予防によい栄養素であるビタミンEやビタミンAが豊富です。

（1人分）エネルギー174kcal ／ たんぱく質3.9g ／ 脂質5.6g ／ 糖質23.2g ／ 食物繊維4.3g ／ 塩分0.9g

---

高血圧 糖尿病 **脂質異常症**

かぶのピリとろスープ

材料（3人分）

かぶ	3個
しょうが	ひとかけ
みりん	大さじ1
しょうゆ	小さじ1
鶏ひき肉	120g
小ねぎ	20g
水	500ml
鶏ガラスープの素	小さじ2
片栗粉	小さじ2
ごま油	小さじ1
ラー油	お好み

🥛🥛 memo 🥛🥛

• かぶはとても火が通りやすく、煮くずれるため注意して煮込んでください。

• かぶの葉や溶き卵を入れてボリュームアップしてもよいです。

作り方

1 かぶは8等分のくし切りにし、しょうがはみじん切り、小ねぎは小口切りにする。

2 鍋にごま油をひき、しょうがを香りが出るまで炒め、鶏ひき肉を中火で色が変わるまでほぐしながら炒める。

3 かぶ・水・鶏ガラスープの素を入れ沸騰したら弱火で10分ほど煮込む。

4 みりん・しょうゆで味をととのえ、水溶き片栗粉でとろみをつける。

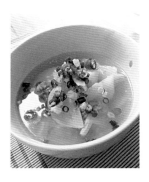

5 器に注ぎ、小ねぎとラー油をお好みで加える。

（1人分）エネルギー122kcal ／ たんぱく質9.9g ／ 脂質4.7g ／ 糖質7.4g ／ 食物繊維1.7g ／ 塩分1.1g

汁物

バジルでごろっと野菜スープ

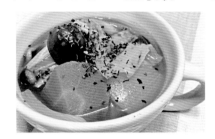

材料（4人分）

キャベツ	⅛個（80g）
にんじん	中½本（50g）
しめじ	½株（60g）
玉ねぎ	1個
ベーコン	2枚
にんにく	ひとかけ
オリーブオイル	大さじ1
水	520ml
しょうゆ	小さじ1
コンソメ固形	1個（5g）
黒こしょう	少々
ドライバジル	お好み

作り方

1　キャベツ・玉ねぎは大きめの一口大に切る。にんじんは乱切り、しめじは石づきを取りばらす。ベーコンは2cm幅に切る。にんにくは薄切りにする。

2　鍋にオリーブオイル・にんにくを入れて香りが出るまで弱火で炒める。

3　2にベーコン・野菜を入れてさらに炒めたら、水・コンソメを入れて野菜がやわらかくなるまで煮る。

4　残りの調味料を入れて味をととのえ、仕上げにドライバジルをお好みでふる。

🖊🖊 memo 🖊🖊
- しょうがを加えれば体も温まり、風邪予防になります。
- 野菜の旨味とにんにく・バジルの風味で減塩に仕上がっています。

（1人分）エネルギー109kcal ／たんぱく質3.1g ／脂質6.8g ／糖質7.4g ／食物繊維2.5g ／塩分1.1g

---

高血圧 糖尿病 脂質異常症

ミルク春雨スープ

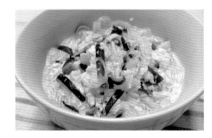

材料（4人分）

緑豆春雨	40g
しめじ	80g
しいたけ	40g
にら	30g
溶き卵（M）	2個
ごま油	小さじ1
牛乳	250ml
水	500ml
鶏ガラスープの素	小さじ1と½
みそ	小さじ2
こしょう	少々

作り方

1　しめじは房をばらして、しいたけは薄切りに、にらは4〜5cmの長さに切る。

2　鍋に水・鶏ガラスープの素・しめじ・しいたけを入れて火にかける。煮立ったら春雨を入れて5分ほど煮る。

3　2に牛乳を加え、沸騰しすぎないように気をつけながら、一煮立ちさせる。みそ・こしょうで味をととのえ溶き卵を流し入れる。卵に火が通ったら火を止める。

4　仕上げにごま油を加える。

🖊🖊 memo 🖊🖊
- 春雨は水に戻さず、そのままスープで煮ます。長い場合はキッチンバサミで食べやすい長さに切ります。
- 春雨はふくれるので、スープが少ないときは水を足してください。

（1人分）エネルギー133kcal ／たんぱく質6.2g ／脂質5.9g ／糖質11.9g ／食物繊維1.8g ／塩分0.9g

汁物

とうもろこしと鮭の玄米スープ

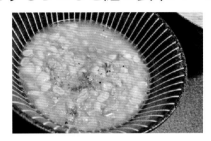

材料（2人分）

玄米	30g
とうもろこし	100g
長ねぎ	40g
鮭缶	1缶（180g）
にんにく	½片
ごま油	小さじ1
水	500ml
A　鶏ガラスープの素	大さじ⅔
オイスターソース	小さじ1
黒こしょう	少々

作り方

1 玄米はサッと水洗いしてザルに上げておく。とうもろこしはラップに包み、電子レンジ600wで4分加熱する。粗熱がとれたら、包丁を使って削ぐように実を取る。

2 鍋にごま油と粗みじんにしたにんにくを入れて弱火にかけ、香りを立たせる。鮭缶ととうもろこし、2～3mm幅の小口切りにした長ねぎを入れ、しんなりしたら玄米を加えて炒める。

3 2へ水を加え強火にする。沸騰したら火を弱め、Aを加える。ふたをして20分ほど煮る。器に盛り、黒こしょうをちらす。

🍶🍾 memo 🍶🍾

● とうもろこしに不足するアミノ酸が、鮭と玄米で補えます。

（1人分）エネルギー200kcal ／ たんぱく質14.7g ／ 脂質4.6g ／ 糖質22.4g ／ 食物繊維2.8g ／ 塩分1.1g

---

しょうがであったか豆乳ポタージュ

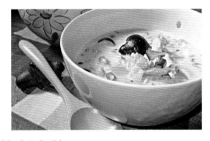

材料（4人分）

しめじ・エリンギ	合わせて250g
玉ねぎ	½個
おろししょうが	大さじ1
鶏むね肉	200g
豆乳	300ml
水	250ml
オリーブオイル	小さじ1
薄力粉	大さじ1
コンソメ固形	1個
小ねぎ	20g
塩・こしょう	少々

作り方

1 鶏むね肉は食べやすい大きさにそぎ切り、玉ねぎは小さめの角切りにして、しめじはばらし、エリンギはしめじの長さに合わせた短冊切りにする。

2 鍋にオリーブオイルを熱し1を炒め（途中でしょうがを加える）、玉ねぎがしんなりしたら、いったん火を止め薄力粉を混ぜ合わせる。

3 薄力粉がダマにならないよう少しずつ水を加え、コンソメを入れて5分煮る。

4 豆乳を入れて全体を混ぜ、塩・こしょうで味をととのえ、小ねぎ（小口切り）を入れる。

🍶🍾 memo 🍶🍾

● しょうがとねぎに含まれる辛味成分が、血流を促し体を温めます。

● たんぱく質が豊富な豆乳と鶏肉に、食物繊維たっぷりのきのこを合わせ免疫力もアップ。

（1人分）エネルギー134kcal ／ たんぱく質16.5g ／ 脂質3.6g ／ 糖質7.8g ／ 食物繊維3.4g ／ 塩分0.5g

汁物

トマトスープ

高血圧 糖尿病 脂質異常症

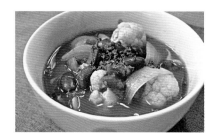

材料（2人分）

鶏もも肉	150g
玉ねぎ	½個
カリフラワー	100g
金時豆（水煮）	1缶（150g）
トマト（水煮）	1缶（200g）
A コンソメ固形	1個
白ワイン	大さじ2
水	400ml
オリーブオイル	大さじ½
ローリエ	1枚
砂糖	大さじ1
塩・こしょう、パセリのみじん切り	少々

作り方

1 玉ねぎはくし切りに、カリフラワーと鶏肉は一口大に切る。

2 鍋にオリーブオイルを熱し、鶏肉と玉ねぎを炒め、鶏肉の色が変わってきたら金時豆・トマト（缶汁ごとすべて）とAを加え、ローリエを入れて10分煮る。

3 アクを取り、砂糖とカリフラワーを加えてやわらかくなるまで煮る。

4 塩・こしょうで味をととのえ、器に盛ってパセリをちらす。

memo

- 食物繊維たっぷりのカリフラワーと豆を、抗酸化作用のある色素リコペンが多いトマトと一緒に。1日に摂取する食物繊維の約70％が補えます。
- カリフラワーと豆の代わりに、にんじんとマカロニにしてもよいです。

（1人分）エネルギー416kcal ／たんぱく質21.7g ／脂質17.8g ／糖質26.7g ／食物繊維13.6g ／塩分1.9g

---

高血圧 糖尿病 脂質異常症

しいたけのほっこりミルクスープ

材料（4人分）

しいたけ	4枚（50g）
しめじ	100g
玉ねぎ	½個（100g）
ベーコン	2枚
オリーブオイル	小さじ1
牛乳	40ml
水	200ml
コンソメ固形	½個（2.5g）
塩	小さじ¼
黒こしょう	少々
ドライパセリ	適宜

memo

- ビタミンDを含むきのこと、カルシウムが豊富な牛乳を一緒にとることでカルシウムの吸収率が促進されます。
- ベーコンの代わりに鮭や鶏肉を入れても、たんぱく質補給になりおすすめです。

作り方

1 しいたけ・玉ねぎは薄切りに、しめじはばらしておく。ベーコンは1cm幅に切る。

2 鍋にオリーブオイルを入れて熱し、ベーコンを炒め香りが出てきたら、玉ねぎ・しめじ・しいたけを加えてさらに炒める。

3 2に水・コンソメを入れて具材がやわらかくなるまで煮る。

4 3に牛乳を入れ温まったら、塩・黒こしょうで味をととのえる。器に盛りパセリをちらす。

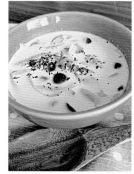

（1人分）エネルギー112kcal ／たんぱく質6.2g ／脂質6.3g ／糖質8.0g ／食物繊維1.8g ／塩分1.0g

汁物

糖尿病 脂質異常症

豆のつぶつぶスープ

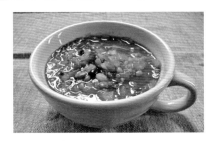

材料（2人分）

押し麦	10g
豆の水煮	50g
にんじん	⅔本（60g）
玉ねぎ	½個（100g）
大根	50g
キャベツ	1枚（60g）
トマト	200g
水	400ml

A	塩・こしょう	少々
	カレー粉	小さじ2
	ウスターソース	小さじ1
	トマトケチャップ	小さじ1

作り方

1 鍋に押し麦とみじん切りにした野菜を入れる。

2 1の上に豆の水煮を入れ、水を加えふたをして煮る。

3 野菜が煮え、押し麦がやわらかくなったらAを加え、味をととのえる。

🖍🖍 memo 🖍🖍
- 野菜の旨味がだしとなり、コンソメを使ったときに比べ、2～3gの減塩になります。さらにカレー粉の風味を効かせて減塩でもおいしくいただけます。

（1人分）エネルギー131kcal ／ たんぱく質5.0g ／ 脂質1.3g ／ 糖質19.6g ／ 食物繊維7.4g ／ 塩分1.2g

---

高血圧 糖尿病 **脂質異常症**

野菜たっぷりミネストローネ

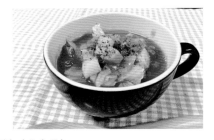

材料（4人分）

ベーコン	2枚
じゃがいも	中2個
にんじん	½本
玉ねぎ	中½個
キャベツ	100g
にんにくのみじん切り	ひとかけ
オリーブオイル	大さじ1
水	440ml
トマト水煮缶	1缶
コンソメ固形	1個
塩・こしょう	少々
ドライパセリ	少々

作り方

1 ベーコン・じゃがいも・にんじん・玉ねぎ・キャベツは1cm角に切る。

2 鍋にオリーブオイル・にんにくを入れ、香りが出るまで炒めたら、1を入れて炒める。

3 2に水・トマト水煮缶・コンソメを入れて野菜がやわらかくなるまで煮る。

4 塩・こしょうで味をととのえ、仕上げにドライパセリをふりかける。

🖍🖍 memo 🖍🖍
- お好みで仕上げに粉チーズをふりかけてもコクが出ておいしくいただけます。
- 具だくさんにすることで、野菜の旨味が出て減塩でもおいしくいただけます。

（1人分）エネルギー160kcal ／ たんぱく質3.9g ／ 脂質5.2g ／ 糖質21.9g ／ 食物繊維4.1g ／ 塩分1.4g

汁物

ひじきスープ

材料（4人分）

乾燥ひじき	10g
玉ねぎ	½個
小松菜	½束
ベーコン	2枚
牛乳	350ml
バター	小さじ2
コンソメ固形	1個
塩・黒こしょう	少々
水	300ml

🖊🖊 memo 🖊🖊

- 温かい牛乳でリラックス効果と、ひじきも入ってカルシウム補給になります。
- ひじきは鉄分も豊富。血行をよくして冷え防止にも効果があります。

作り方

1 ひじきはたっぷりの水で30分浸して戻し、ザルに上げ水気をきっておく。

2 小松菜はかためにゆでて、3cmの長さに切り、玉ねぎ・ベーコンは1cm角に切る。

3 鍋にバターを入れ弱火にかけて、玉ねぎ・ベーコンを炒め、しんなりとしてきたらひじきを加えて炒め合わせる。

4 水とコンソメを入れて火を強め沸騰したら弱火にし、3分ほど煮込む。

5 4に牛乳を入れて、沸騰直前で小松菜を加え混ぜ、塩・黒こしょうで味をととのえる。

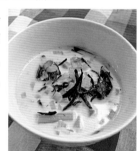

（1人分）エネルギー132kcal ／ たんぱく質5.2g ／ 脂質8.5g ／ 糖質7.7g ／ 食物繊維2.2g ／ 塩分1.3g

---

炒めきのこと長ねぎのみそ汁

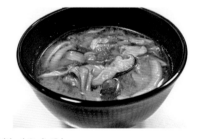

材料（2人分）

しめじ	50g
しいたけ	2個
まいたけ	30g
長ねぎ	40g
かつおだし	400ml
ごま油	小さじ1
しょうが	8g
みそ	大さじ1

作り方

1 しめじとまいたけは石づきを取りほぐし、しいたけは石づきを取り薄切りにする。長ねぎは小口切りにする。しょうがは皮をむき、千切りにする。

2 鍋を中火にかけてごま油を熱し、しめじ・まいたけ・しいたけを加えて炒める。

3 しんなりしてきたら、長ねぎ・しょうが・だし汁を加えて煮立てる。

4 みそを溶き入れて、沸騰する直前で火を止める。

🖊🖊 memo 🖊🖊

- 先に炒めるひと手間で風味が増します。炒める以外にも、きのこは2時間ほど天日干しをして鍋に水と一緒に入れてから火にかけると、ビタミンDの吸収がアップしたり、旨味がよく出ておいしいみそ汁に。
- しょうがや長ねぎで、体もよく温まります。

（1人分）エネルギー44kcal ／ たんぱく質2.6g ／ 脂質2.3g ／ 糖質3.4g ／ 食物繊維2.2g ／ 塩分0.9g

汁物

大豆たっぷりおみそ汁

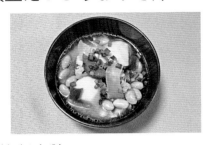

材料（4人分）

大豆水煮	150g
豚もも肉	150g
にんじん	½本
玉ねぎ	½個
里いも	200g
みそ	32g
だし昆布	10g
水	800ml
サラダ油	小さじ2
小ねぎ	40g

作り方

1 水と切り込みを入れた昆布を火にかける。沸騰直前で昆布を取り出し、1cmの色紙切りにしておく。

2 豚もも肉は一口大にカットする。里いもは皮をむきやわらかくゆでたら乱切りにする。にんじんは乱切りに、玉ねぎはくし切りにする。

3 鍋にサラダ油を熱し、豚もも肉を入れて炒める。1のだし汁を加えて弱火で加熱し沸騰したらアクを取る。

4 にんじんと玉ねぎを加えてやわらかくなったら、里いもを加え入れる。

5 みそを溶かし入れ、仕上がり直前に大豆水煮と昆布を入れて火を止める。

6 器に盛り、小口切りにした小ねぎをちらす。

🖍🖍 memo 🖍🖍

• 大豆水煮は汁ごと使うことで、汁に溶け出た栄養も摂取することができます。
• 医師からカリウム制限を受けている方は、汁を切って使うようにしましょう。

（1人分）エネルギー206kcal ／たんぱく質15.1g ／脂質9.0g ／糖質17.3g ／食物繊維6.2g ／塩分1.4g

---

ミルク豚汁

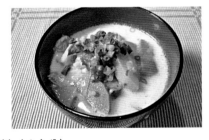

材料（4人分）

豚バラ肉	80g
ごぼう	¼本
玉ねぎ	½個
にんじん	¼本
里いも	2個
小ねぎ	2本
牛乳	200ml
みそ	大さじ2
サラダ油	小さじ1
かつお節	10g
熱湯	500ml

作り方

1 茶こしにかつお節を入れ熱湯を注ぎ入れて、だしをとる。

2 豚バラ肉は2～3cm幅に切ってさっと湯がく。ごぼうは斜め切りし、水につけてアク抜きしておく。玉ねぎ・にんじん・里いもは食べやすい大きさに切る。

3 鍋にサラダ油をひき、豚バラ肉→ごぼう→玉ねぎ→にんじん→里いもの順で徐々に加え炒め、全体がある程度なじんできたら1を入れ中～弱火で10分程度煮る。

4 野菜に火が通ったら、牛乳を加え沸騰しないように温め、みそを溶かし入れる。

5 器に盛りつけ、小口切りにした小ねぎをちらす。

🖍🖍 memo 🖍🖍

• 牛乳のコクと豚バラ肉や野菜の旨味で、減塩でも満足な味つけです。
• お好みで七味唐辛子または粉チーズをひとふり。また違う味わいが楽しめます。
• 豚バラ肉はさっと湯がくことで余分な脂を減らせます。

（1人分）エネルギー191kcal ／たんぱく質8.3g ／脂質11.3g ／糖質12.5g ／食物繊維2.7g ／塩分0.6g

ごろっとトマトの冷製スープ

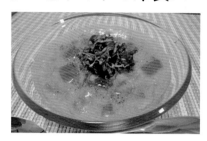

材料（2人分）

冷凍カットトマト	中1個
生トマト	中1個
玉ねぎ	中¼個
水	100ml
だしの素	小さじ1
大葉	5枚
A めんつゆ（3倍濃縮）	大さじ1
おろししょうが	小さじ1
ごま油	小さじ1
酢	大さじ1
塩	少々
黒こしょう	少々

作り方

1 冷凍カットトマト、ざく切りにした玉ねぎ、水、だしの素、Aをミキサーにかける。

2 生トマトは大きめの角切りに、大葉は千切りにする。

3 器に1を入れ、2をトッピングし、黒こしょうをふる。

🖍🖍 memo 🖍🖍

- そうめんや、パスタのたれとしてもおすすめです。麺類のときはたんぱく質や野菜が不足しがちなため、ツナやハムなどを加えることで、栄養バランスがよくなります。

（1人分）エネルギー80kcal／たんぱく質2.2g／脂質2.2g／糖質11.8g／食物繊維2.5g／塩分1.8g

ふわとろ豆乳スープ

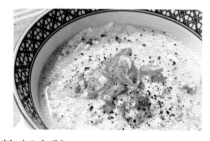

材料（4人分）

無調整豆乳	300ml
水	200ml
鶏挽肉	100g
長ネギ	50g
生姜	ひとかけ
トマト	中½個
卵	M 1個
黒酢	大さじ1
豆板醤	小さじ1
鶏ガラスープの素	小さじ3
片栗粉	小さじ2
ごま油	小さじ2
黒こしょう	お好み
ラー油	お好み

作り方

1 長ネギ、生姜はみじん切りにし、トマトは湯剥きしてざく切りにする。

2 豆乳を鍋に入れて沸騰しない程度に温める。

3 別の鍋に豆板醤とゴマ油を入れて火にかけ長ネギ、生姜のみじん切りを香りが出るまで弱火〜中火で炒め、鶏挽肉を加えてさらに炒める。

4 水と鶏ガラスープの素を入れて沸騰したら、水溶き片栗粉を加えとろみをつける。

5 溶き卵を回し入れ、卵がふんわりとしたらトマトと2の豆乳を入れ、ふつふつとしたら黒酢を回し入れて、豆乳が凝固してきたら火を止める。

6 器に注ぎ、長ネギの薬味（分量外）をのせ、黒胡椒・ラー油をお好みでかける。

🖍🖍 memo 🖍🖍

- お酢を入れることで豆乳が凝固します。酸味と辛味はお好みで調整してください。

（1人分）エネルギー140kcal／たんぱく質10.5g／脂質7.1g／糖質6.0g／食物繊維0.9mg／塩分1.2g

汁物

おからのバナナケーキ

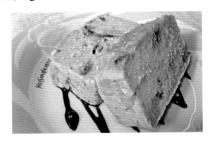

材料（19cmパウンド型1本分）

おから	100g
薄力粉	50g
三温糖	30g
卵（M）	1個
バナナ	200g
※完熟がおすすめ	
ベーキングパウダー	小さじ1
牛乳	40ml
サラダ油	大さじ1
バニラエッセンス	少々

作り方

1 ボウルにおからを入れ、薄力粉とベーキングパウダーをふってよく混ぜ合わせる。

2 バナナはフォークで粗くつぶしておく。

3 オーブンを180℃に予熱する。

4 別のボウルに卵と三温糖を入れ、泡立て器で白っぽくなるまで混ぜたら、牛乳とサラダ油を入れて混ぜ合わせる。

5 1に4を入れて混ぜ、2とバニラエッセンスを加えて、さらに混ぜ合わせる。

6 型に流し入れ180℃のオーブンで30分焼く。

🖍 memo 🖍

- 一日おくと味がなじみ、さらにおいしくいただけます。その場合おからから水分が少し出るので、キッチンペーパーで全体を包みラップして保存してください。
- おからとバナナの重量感で1切れでも満足なケーキです。
- 甘さがひかえめなので、お好みでチョコレートソース（分量外）などを添えてどうぞ。

（1人分⅛切れ）エネルギー102kcal ／ たんぱく質2.6g ／ 脂質3.2g ／ 糖質14.3g ／ 食物繊維1.9g ／ 塩分0.7g

---

バナナヨーグルトマフィン

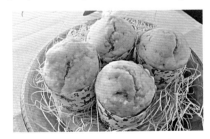

材料（Mサイズマフィン型4個分）

バナナ ※完熟がおすすめ	100g
薄力粉	120g
ベーキングパウダー	4g
牛乳	大さじ1
ヨーグルト	50g
卵（M）	1個
砂糖	20g
バニラエッセンス	適量

作り方

1 完熟バナナはボウルの中でフォークでつぶしておく。

2 薄力粉とベーキングパウダーを合わせてふるっておく。

3 ボウルに卵と砂糖を入れ、泡立て器でもったりするまでよく混ぜ合わせる。

4 3にヨーグルト・1・牛乳・バニラエッセンスの順で入れて混ぜ合わせていく。

5 オーブンを180℃に予熱する。

6 4に2を入れてゴムベラで練らないように混ぜ合わせる。

7 6をマフィン型などに7分目ぐらいまで入れる。

8 オーブンで25分ほど焼く。

🖍 memo 🖍

- ラップに包んで冷凍保存もできます。作りおきにもおすすめです。

（1人分1個）エネルギー182kcal ／ たんぱく質4.8g ／ 脂質2.4g ／ 糖質33.3g ／ 食物繊維1.1g ／ 塩分0.2g

りんごのヨーグルトケーキ

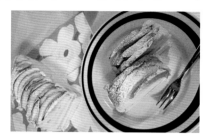

材料（パウンド型1本分）（1人分の目安量⅛切れ）

りんご		1個
卵（M）		2個
砂糖		60g
無糖ヨーグルト		200g
A	薄力粉	100g
	ベーキングパウダー	小さじ1
粉砂糖		お好み

作り方

1 りんごは薄いくし切りにする。Aは合わせてふるっておく。オーブンは180℃に予熱する。

2 ボウルに卵を割りほぐし、砂糖を入れて溶けるまで混ぜる。

3 2にヨーグルトを入れてよく混ぜ、Aを3回に分けて入れ、そのつどダマにならないようによく混ぜる。

4 クッキングペーパーを敷いた型に3を3分の1流し、1のりんごを並べる。

5 4の工程を2回繰り返し、いちばん上にりんごが並ぶようにする。オーブンで約40分焼き、竹串で生地が焼けているか確かめる。

6 焼き上がったら常温で冷まし、お好みで粉砂糖をふりかける。

memo

- りんごは皮をむかずに使うことで、食物繊維を無駄なくとれます。
- ケーキの型は、お好みで丸型に替えても。
- りんごの甘さとヨーグルトの酸味でおいしく、ノンオイルでヘルシーなケーキです。

（⅛切れ）エネルギー139kcal ／たんぱく質3.7g ／脂質2.5g ／糖質24.5g ／食物繊維1.2g ／塩分0.2g

---

長いものおはぎ

材料（小さめ約25個分）（1人分の目安量3個まで）

米		2合
長いも		200g
水		2合の目盛＋50ml
きな粉		
	きな粉	大さじ3
	砂糖	大さじ2
	塩	ひとつまみ
ごま		
	黒すりごま	大さじ3
	砂糖	大さじ2
	塩	ひとつまみ
あんこ		
	あん（市販）	180g

memo

- きな粉やごまのおはぎの中にあんこを入れて丸めてもおいしいです。その場合は砂糖や塩はひかえめにしてください。

作り方

1 米はといで、ザルにあげて水気をきり、分量の水を入れ1時間ほどおく。

2 長いもは皮をむいて3cmの輪切りにする。

3 1の米・長いも・水を炊飯器に入れて炊飯する。炊き上がったら、熱いうちに先端にラップを巻いたすりこぎで、半殺し（ごはんの粒が少し残る程度につぶす）にする。

4 3を丸めていく。丸めるときは、手に少量の水をつけながら丸めると、手につきにくい。あんこは少し小さめに丸める。

5 きな粉・黒すりごまは砂糖と塩をそれぞれ混ぜて、おはぎにまぶす。あんこは1個20gほどをおはぎのまわりにつける。

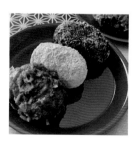

（きな粉1個分）エネルギー94kcal ／たんぱく質2.3g ／脂質0.9g ／糖質18.3g ／食物繊維0.7g ／塩分0.1g
（ごま1個分）エネルギー101kcal ／たんぱく質1.9g ／脂質2.0g ／糖質18.1g ／食物繊維0.6g ／塩分0.1g
（あんこ1個分）エネルギー104kcal ／たんぱく質2.1g ／脂質0.2g ／糖質21.7g ／食物繊維1.3g ／塩分0.1g

さつまいもドーナツ

材料（25個分・1人分の目安量2個）

さつまいも	300g
コーンスターチ	12g
砂糖	30g
バター（有塩）	30g
牛乳	大さじ1

🥛🥛 memo 🥛🥛

- 作りたては甘味が強く感じられますが、冷めるとほどよい甘さになります。
- 1食当たり2個を目安にお召し上がりください。

作り方

1 さつまいもは皮をむき、1cmの厚さのいちょう切りにして10分ほど水にさらす。

2 1をザルに上げて鍋に入れ、たっぷりの水でやわらかくなるまで煮る。

3 2がやわらかくなったらザルに上げてお湯を切る。ボウルに移し熱いうちにバターと砂糖を加えて、よくつぶし混ぜる。

4 3にコーンスターチを加え、よく混ぜ合わせたら牛乳を入れてさらに混ぜ合わせる。

5 4を25個分均等な大きさに丸める。

6 180℃に熱した油で、キツネ色になるまで揚げる。

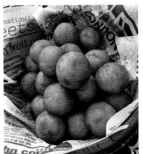

（1個分）エネルギー47kcal ／たんぱく質0.17g ／脂質2.1g ／糖質6.5g ／食物繊維6.9g ／塩分0.1g

---

さつまいも蒸しパン

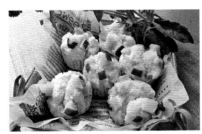

材料（6個分）

さつまいも（飾り用含む）	200g
薄力粉	100g
牛乳	100ml
三温糖	大さじ2
ベーキングパウダー	小さじ1
バニラエッセンス	少々

作り方

1 さつまいもはそのまま蒸すか、レンジでやわらかくなるまで加熱しておく。

2 飾り用に皮のついた部分を5mm角に切っておく（適量）。

3 残りのさつまいもは温かいうちに皮を除いてボウルに入れて砂糖を加え、マッシャーなどでよくつぶしたら、牛乳を入れて混ぜ合わせる。

4 3にバニラエッセンスと、ふるい合わせた薄力粉とベーキングパウダーを入れてゴムベラでさっくりと混ぜ合わせたら、型に均等に入れ、2のさつまいもを上に飾る。

5 沸騰した蒸し器に4を入れて中火で約15分加熱する。

🥛🥛 memo 🥛🥛

- 1日1個を目安にお召し上がりください。
- 甘さひかえめで素材を生かしています。
- さっくりと練らないように混ぜ合わせることがふんわり生地のコツです。

（1個分）エネルギー125kcal ／たんぱく質2.2g ／脂質1.0g ／糖質25.9g ／食物繊維1.2g

クラッシュコーヒーゼリー

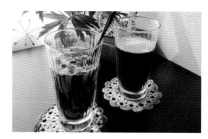

材料（4個分）

粉寒天	2g
水	550ml
砂糖	15g
インスタントコーヒー	大さじ2
ブランデー	小さじ2
A 水	20ml
砂糖	30g
生クリーム	20ml

作り方

1 鍋にAを入れてかき混ぜながら中火にかけ、トロリと透明感がでてきたら火から下ろし、冷蔵庫で冷やす。

2 別の鍋に水と粉寒天を入れて火にかけ、沸騰したら弱火で2分ほど、混ぜながら加熱する。

3 砂糖を加えて煮溶かしたら、火を止めてインスタントコーヒーを入れて混ぜる。

4 粗熱がとれたらブランデーを加え、お好みのグラスに4等分に流し入れ、冷蔵庫で冷やし固める。

5 1と生クリームを入れてスプーンで混ぜ合わせる。

memo

• 寒天の分量でお好みの固さに調整できます。お子さまにはブランデーなしでどうぞ。

• 生クリームの代わりに牛乳を入れて飲むコーヒーゼリー風にアレンジしてもよいです。

（1人分1個）エネルギー75kcal／たんぱく質0.3g／脂質2.3g／糖質13.4g／食物繊維0g

レモン牛乳ラッシー

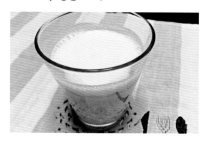

材料（1人分）

牛乳	150ml
レモン汁	大さじ2
はちみつ	大さじ1
ヨーグルト	大さじ2

作り方

すべての材料をよく混ぜる。

memo

• はちみつは、乳児ボツリヌス症の原因となるため、1歳未満のお子さまは避けてください。

• 牛乳に酸（レモン汁）を加えると少し分離しますが、影響なくお飲みいただけます。

（1人分）エネルギー145kcal／たんぱく質15.6g／脂質6.6g／糖質15.6g／食物繊維0g／塩分0.2g

デザート

豆乳プリン

材料（4個分）

粉寒天	1g
砂糖	20g
無調整豆乳	250ml
水	50ml
バニラエッセンス	少々
黒みつ・きなこ	お好み

作り方

1 豆乳は常温にしておく。

2 鍋に水と粉寒天を入れ火にかける。木しゃもじなどで底からゆっくり混ぜながら温め、沸騰したら弱火で2分ほど加熱する。

3 2に砂糖を加えよく溶かしたら豆乳を少しずつ混ぜ合わせる。

4 火を止めてバニラエッセンスをふり入れる。

5 お好みの器に流し入れ、粗熱がとれたら冷蔵庫に入れ冷やし固める。

6 黒みつ・きなこをお好みでかける。

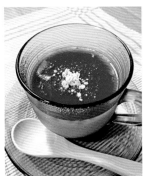

🖍🖍 memo 🖍🖍

- 寒天の微妙な量で食感が変わってきます。分量を正確に量りましょう。
- 2の工程で加熱時間が足りないと、寒天の性質上固まらないことがあります。
- 黒みつは同量の黒砂糖と水を加熱して溶かせば簡単にできます。電子レンジで加熱してもよいです。

（1個分）エネルギー48kcal／たんぱく質2.3g／脂質1.3g／糖質6.7g／食物繊維0.1g

じゃがいもスイート

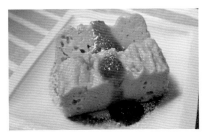

材料（2人分）

じゃがいも	中1～2個
	（加熱後の可食部で230g）
砂糖	20g
卵（M）	1個
バター（有塩）	25g

作り方

1 じゃがいもは皮つきのまま蒸し器でふかし、皮をむいて熱いうちにバターを入れながらつぶし、裏ごしする。

2 卵を卵黄と卵白に分けて、1に卵黄と砂糖10gを入れてよく混ぜ合わせる。

3 オーブンを180℃に余熱する。

4 ボウルに卵白と残りの砂糖10gを入れ、角が立つまで良く泡立てる。

5 2に4のメレンゲを3回に分けて混ぜ合わせたら、お好みの型に入れる。

6 180℃のオーブンに25～30分、うっすらと焼き色が付いたら出来上がり。

🖍🖍 memo 🖍🖍

- 甘さ控えめです、お好みで砂糖をかけたり、ジャムを添えてどうぞ。

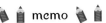

（⅛切れ分）エネルギー68kcal／たんぱく質1.2g／脂質3.4g／糖質7.7g／食物繊維0.5g／塩分0.1g

バナナプリン

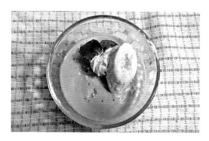

材料（2人分）

バナナ	1本
牛乳	150ml
レモン汁	小さじ1

作り方

1 バナナの皮をむき、ふわっとラップをかけ、電子レンジで2分（500w）程加熱する。

2 牛乳とバナナ、レモン汁をミキサーにかける。

3 容器に注いで、冷蔵庫で15〜20分程、固まり具合いを見ながら冷やし固める。

memo

- ミキサーが無い場合は、細かく切ってつぶして使っても食感を楽しめます。
- 砂糖・卵は不使用なので、カロリーが気になる方にもおすすめです。

（1人分）エネルギー138kcal ／たんぱく質25g ／脂質3g ／糖質25.6g ／食物繊維11g

りんごのコンポート

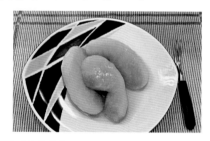

材料（4人分）

りんご（可食部）	600g
グラニュー糖	120g
有塩バター	25g
ラム酒	大さじ1

作り方

1 りんごは4〜8等分のくし切りにして芯を取り除く。

2 フライパンにバターを入れて弱火で溶かし、りんごを加え全体にバターがなじんできたら、グラニュー糖を少しずつ入れてりんごにからませる。

3 水分が出てきたら落としぶたをして、弱火で10分程やわらかくなるまで蒸し焼きにする。

4 ラム酒を入れて、さらに10分ほど落としぶたをして蒸し焼きにする。

memo

- シロップ（煮汁）をきっていただくと、カリウムをおさえることができます。
- 温かいシロップをバニラアイスにかけてりんごを添えると、また一味違った美味しいデザートにアレンジできます

（1人分）エネルギー252kcal ／たんぱく質0.35g ／脂質5.2g／糖質50.0g ／食物繊維2.1g ／塩分0.1g

デザート

健康に役立つ
資料集

果物の1日摂取目安量

果物にはビタミンや食物繊維が豊富で、身体の調子を整えてくれます。1日1単位、摂取量を守って美味しくいただきましょう。2種類食べる時は、量も半分ずつになります。

1単位　80kcal

りんご　　1/2個
正味(150g)

バナナ　　中1本
正味(100g)

柿　　　　1個
正味(150g)

キウイフルーツ　小2個
正味(150g)

巨峰　　　10粒
正味(150g)

いちご　　　12粒
正味(250g)

すいか　　1/8個
正味(200g)

メロン　　　中1/3個
正味(200g)

もも　　　中1個
正味(200g)

なし　　　1/2個
正味(200g)

みかん　　2個
正味(200g)

はっさく　　大1個
正味(200g)

注意すること
＊最近の果物は糖度が高く、糖尿病の方では血糖の上昇や血中の中性脂肪の増加を招く場合があります。食べ過ぎないようにしましょう。
＊ドライフルーツや果物の缶詰などは、ビタミンの含有量が少なく糖度が高いです。そのため、生の果物での摂取がおすすめです。

おすすめ果物
＊食物繊維を多く含み、ブドウ糖の少ない果物の方が血糖値への影響は少ないです。りんごやキウイフルーツ、いちごは食物繊維も多くおすすめです。

お酒のエネルギー・炭水化物・アルコール量

〈アルコールの1日摂取目安量〉
1日平均純アルコール量　約20g まで

〈純アルコール量の算出式〉

$$\frac{摂取量（ml）×度数または\%}{100}×0.8（比重）＝純アルコール量（g）$$

種類	一般的な量		左記量に対しての成分量		純アルコール量（g）
			エネルギー（kcal）	炭水化物（g）	
ビール(5%)	ビール350ml缶	1本	141	10.9	14
	ビール500ml缶	1本	202	15.6	20
	大ジョッキ	800ml	323	25	32
発泡酒	ビール350ml缶	1本	159	12.7	14
	ビール500ml缶	1本	227	18.1	20
	大ジョッキ	800ml	363	29	32
白ワイン(12%)	グラス	120ml	88	2.4	12
	ボトル	750ml	552	15.1	72
赤ワイン(15%)	グラス	120ml	88	1.8	14
	ボトル	750ml	552	11.3	90
焼酎25度	グラス	120ml	177	0	24
焼酎35度	グラス	120ml	249	0	34
ウイスキーブランデー(40%)	シングル	30ml	72	0	10
	ダブル	60ml	143	0	20
清酒・本醸造酒(15%)	おちょこ	30ml	32	1.4	4
	1合	180ml	194	8.2	22
ジン(40%)	カクテル	30ml	86	0	10
ラム(40%)	グラス	120ml	290	0.1	38
梅酒(15%)	グラス	120ml	189	25	14

●女性は男性よりも少ない飲酒量が適切です
●65歳以上の高齢者においてはより少量の飲酒にしましょう
●休肝日は週2回設ける習慣を作りましょう
　（例）週5日続けて飲酒して2日連続で休む
　　　→週2〜3日飲んで1日休む方がよい

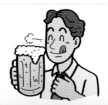

調味料・食品の塩分表

主な調味料に含まれる塩分量

食品名	量	塩分量
食塩	小さじ1杯（6g）	6.0g
ソース	大さじ1杯（18g）	1.2g
しょうゆ	大さじ1杯（18g）	2.7g
減塩しょうゆ	大さじ1杯（18g）	1.2g
味噌	大さじ1杯（18g）	2.1g
コンソメ	大さじ1杯（8g）	3.3g
トマトケチャップ	大さじ1杯（15g）	0.6g
フレンチドレッシング	大さじ1杯（15g）	0.5g
マヨネーズ	大さじ1杯（12g）	0.2g
カレールウ	1人分（17.5g）	2.4g

★ナトリウム・塩分換算

ナトリウム400mg

＝塩分相当量１g

主な食品に含まれる塩分量の目安

種類	食品名	量	塩分量
炭水化物	食パン6枚切	1枚（60g）	0.8g
	うどん（生）	（茹で）240g	0.7g
	うどん（乾）80g	（茹で）240g	0.7g
	カップラーメン	1食分	5.1g（汁込）
油脂	バター	大さじ１杯（13g）	0.2g
	マーガリン	大さじ１杯（13g）	0.2g
乳製品	スライスチーズ	1枚（17g）	0.5g
	６Ｐチーズ	1個（20g）	0.6g
肉加工品	ハム（ロース）	薄切り1枚（15g）	0.4g
	ベーコン	薄切り1枚（18g）	0.4g
	ウインナーソーセージ	1本（25g）	0.5g
魚加工品	あじ干物	1枚（60g）	0.7g
	ししゃも	3尾（45g）	1.4g
	しらす干し	大さじ1と1/2杯（10g）	0.4g
	塩さけ甘塩	1切れ（80g）	2.2g
	たらこ	1/2腹分（50g）	2.3g
	いかの塩辛	20g	1.4g
	かまぼこ1.5cm厚2切	25g	0.6g
	ちくわ	大1本	2.1g
	魚肉ソーセージ	1本（75g）	1.4g
	はんぺん	1枚（100g）	1.5g
	さつまあげ	1個（30g）	0.6g
海藻	昆布の佃煮	5g	0.4g
	味つけ海苔	小5枚（3.5g）	0.2g
麺類	かけそば	1杯	5.0g
	きつねうどん	1杯	6.6g
	醤油ラーメン	1杯	5.8g
	味噌ラーメン	1杯	6.2g
	塩ラーメン	1杯	6.7g
	あんかけ焼きそば	1皿	4.4g
	ミートソーススパゲッティ	1皿	2.8g
ご飯類	かつ丼	1杯	4.2g
	牛丼	1杯	3.8g
	チャーハン	1皿	2.5g
	ビーフカレーライス	1皿	3.9g
	いなりずし	2個	1.4g
	にぎりずし	8貫	2.6g

種類	食品名	量	塩分量
炭水化物	そば（生）	（茹で）300g	0g
	そば（乾）120g	（茹で）300g	0.4g
漬物	梅干し	1個正味10g	2.2g
	たくあん	5切れ30g	1.3g
	野沢菜塩漬け	30g	0.5g
	白菜塩漬け	30g	0.7g
	きゅうりぬかみそ漬け	5切れ30g	1.6g
ファストフード	ハンバーガー	1個	1.9g
	チーズバーガー	1個	2.4g
	フライドチキン	1個	1.7g
	フライドポテト	M1個	1.1g
	ピザマルゲリータ	M1枚	4.0g
コンビニ・スーパー	幕の内弁当	1個	3.4g
	鮭おにぎり	1個	1.4g
	明太子おにぎり	1個	1.2g
	ミックスサンドイッチ	1個	1.8g
	粒あんぱん	1個	0.8g
	アメリカンドッグ	1本	0.7g
	おでん4種（大根・牛すじ・さつま揚げ・エビつみれ）	1個ずつ	4.0g
	みたらし団子	3本	1.1g
	肉まん	1個	1.2g
	ピザまん	1個	1.5g
	カレーパン	1個	1.7g

※商品によって塩分量が表に記載されているものと異なります。

〈油脂の種類〉

油は構成される脂肪酸によって分類されます

分類		おもな脂肪酸		多く含まれる食品	働き・特徴
飽和脂肪酸	短鎖	酪酸		バター	主にエネルギー源となる。
	中鎖	ラウリン酸		ココナッツ油、パーム油など	水に溶けやすく、そのまま門脈に取り込まれて全身に回るため、効率よいエネルギー源となる。滞留時間が短く、胃に負担をかけず、体脂肪にもなりにくい。
	長鎖	ミリスチン酸		油脂（ラード）、バター、ヤシ油など	油脂や乳製品に多く含まれ、エネルギー源として使われる。体内で合成されるコレステロールの原材料としても使われる。
		パルミチン酸			
		ステアリン酸			
不飽和脂肪酸	一価不飽和脂肪酸	n-9系（オメガ9）	オレイン酸	オリーブ油、キャノーラ油、ココナッツ油、紅花油、米油、アボカドなど	オリーブ油に多く、酸化しにくく調理向き。HDL（善玉）コレステロールを減らさずにLDL（悪玉）コレステロールを減少させる。摂りすぎると肥満の原因となる。
			パルミトレイン酸		
	多価不飽和脂肪酸	n-6系（オメガ6）	リノール酸	レバー、鶏卵、コーン油、ひまわり油、紅花油、米油、ごま油、くるみなど	肉類、種子類に多く含まれる。血液中のコレステロールを減少させる作用を持つが、摂りすぎはHDL（善玉）コレステロールを減少させ、アレルギー疾患の原因に。現代は、摂取過剰の傾向にある。
			γ-リノレン酸		
			アラキドン酸		
		n-3系（オメガ3）	α-リノレン酸	魚類（まぐろ、さんま、さば）の油脂、えごま油、亜麻仁油	魚油やえごまに多く存在する。血液中のLDL（悪玉）コレステロール、中性脂肪を減らし、HDL（善玉）コレステロールを増やす作用がある。飽和脂肪酸や一価不飽和脂肪酸に比べて、非常に酸化しやすい性質を持つ。
			EPA（エイコサペンタエン酸）		
			DHA（ドコサヘキサエン酸）		

n-3系（オメガ3）の注意事項 1日の目安量　小さじ1杯	①加熱により品質が劣化する ——→ オメガ3系の油そのものに臭いはないが、加熱すると生臭くなる。 ②加熱で酸化する ——→ 酸化により成分の有効性が薄れるので、必ず生の状態で使用する。 ③冷蔵保存 ——→ 開栓後は冷蔵庫に。紫外線は酸化を進めるため、未開封の場合は冷暗保存する。 ④栓を開けたら60日（2ヵ月）以内に使う ——→ 酸化しやすいので効果が期待できなくなる。

「見える油」「見えない油」とは

「見える油」は、植物油やバターなど普段調理に使う油のことです。
一方、「見えない油」とは、食べる時には目で見ることのできない油のことです。

見える油	見えない油
植物油 ・オリーブオイル ・サラダ油など バター マーガリン 牛脂 ラード マヨネーズ ドレッシング	○食品に含まれていたり、何かに混ざっている 食材に元々含まれる脂質 ・肉や魚 ・乳製品 食材が吸う油 ・揚げ物の衣や食材 菓子類やパンに使われる油 加工食品に使われる油 ・ラーメン ・カレー

〈含まれる油の量ってどのくらい？①〉

パン・加工品に含まれる油の量

朝食など食事の際にパンを食べる方も多いと思いますが、パンは種類によって使う油の量が大幅に異なります。

パン・加工品に含まれる油の量

〈脂質量〉

品目	脂質量
フランスパン 1切50g	0.7g
食パン6枚切1枚60g	2.6g
ロールパン1個30g	2.7g
クロワッサン1個40g	10.7g
クリームパン1個110g	12.0g
カップラーメン 1食77g	15.2g
フライドポテト M サイズ135g	27g

コメント

①クロワッサンはサクサク感を出すために、生地にたくさんのバターが折り込まれています。その他のパンはクロワッサンに比べて油が少なめ
ですが、食べる時にバターやマーガリンのつけ過ぎに注意しましょう。

②カップラーメンは麺を揚げてある場合が多いので、脂質が多くなります。トランス脂肪酸を生成する硬化油が使われていることもあるので、
食べ過ぎには要注意です。

〈含まれる油の量ってどのくらい？②〉

お菓子に含まれる油の量

揚げているスナック菓子や、牛乳・バター・マーガリンなどを多く使っている洋菓子は、油の量が多いです。

お菓子に含まれる油の量

〈脂質量〉

品目	脂質量
カステラ1切50g	2.3g
かりんとう5本42g	4.9g
サブレ1枚30g	5.0g
シュークリーム1個70g	7.9g
ショートケーキ(果実なし)1個55g	13.8g
ミルクチョコレート1枚50g	17.1g
ポテトチップス1袋60g	21g

コメント

①クッキーやサブレは軽いので1枚や2枚は平気で食べてしまいがちです。脂質の摂り過ぎに繋がるので、個包装で
小さめのものを選ぶなどして量と頻度に注意しましょう。

②お菓子を食べることは楽しみの1つでもありますが、栄養のほとんどが糖質と脂質です。間食として食べるならビ
タミンや食物繊維、カルシウムの豊富な果物・乳製品がいいでしょう。（おすすめの低糖質食材 P33）

標準計量カップ・計量スプーンによる重量表

単位：g実測値

食品名	小さじ (5ml)	大さじ (15ml)	カップ (200ml)	食品名	小さじ (5ml)	大さじ (15ml)	カップ (200ml)
水	5	15	200	オートミール	2	6	80
酒	5	15	200	粉チーズ	2	6	90
酢	5	15	200	ごま	3	9	120
しょうゆ	6	18	230	道明寺粉	4	12	160
みりん	6	18	230	マヨネーズ	4	12	190
みそ	6	18	230	牛乳	5	15	210
あら塩（並塩）	5	15	180	生クリーム	5	15	200
食塩	6	18	240	ねりごま	5	15	210
精製塩	6	18	240	トマトピュレー	5	15	210
上白糖	3	9	130	トマトケチャップ	5	15	230
グラニュー糖	4	12	180	ウスターソース	6	18	240
ざらめ	5	15	200	わさび粉	2	6	70
水あめ	7	21	280	カレー粉	2	6	80
はちみつ	7	21	280	からし粉	2	6	90
ジャム	7	21	250	こしょう	2	6	100
マーマレード	7	21	270	脱脂粉乳	2	6	90
油	4	12	180	粉ゼラチン	3	9	130
バター	4	12	180	うま味調味料	4	12	160
ラード	4	12	170	番茶（茶葉）	2	6	60
ショートニング	4	12	160	紅茶（茶葉）	2	6	60
コーンスターチ	2	6	100	レギュラーコーヒー	2	6	60
小麦粉（薄力粉）	3	9	110	煎茶（茶葉）	2	6	90
小麦粉（強力粉）	3	9	110	ココア	2	6	90
かたくり粉	3	9	130	抹茶	2	6	110
上新粉	3	9	130	胚芽精米・精白米	—	—	170
ベーキングパウダー	4	12	150	もち米	—	—	175
じゅうそう	4	12	190	無洗米	—	—	180
生パン粉	1	3	40				
パン粉	1	3	40				

女子栄養大学出版部刊「七訂 食品成分表2016」より作成

●胚芽精米・精白米1合（180ml）＝150g
●もち米1合（180ml）＝155g
●無洗米1合（180ml）＝160g

さくいん

※■ごはん、■めん、■主菜、■副菜、■汁物、■デザート

執筆者紹介

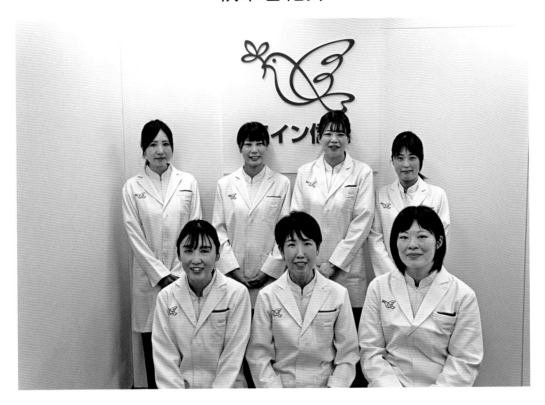

管理栄養士　仲　　雅子

管理栄養士　清水佳世子

栄養士　内藤　　恵

管理栄養士　小林愛里

管理栄養士　大槻瑠莉

管理栄養士　野村結衣

管理栄養士　春原加奈

これからも私達アイン信州では、皆さまの健康を支えられるよう努めてまいります。

薬局管理栄養士監修
学べるかんたんレシピ本

2023年5月30日　第1刷発行

監　修　　株式会社アイン信州
発行者　　木戸ひろし
発行元　　ほおずき書籍株式会社
　　　　　〒381-0012　長野市柳原2133-5
　　　　　TEL　(026) 244-0235㈹
　　　　　web http://www.hoozuki.co.jp/

発売元　　株式会社星雲社（共同出版社・流通責任出版社）
　　　　　〒112-0005　東京都文京区水道1-3-30
　　　　　TEL　(03) 3868-3275

ISBN978-4-434-32103-0